大医释问丛书

一本书读懂
敷贴疗法

主编 李杨 余朋飞 杨建宇

中原农民出版社

·郑州·

图书在版编目（CIP）数据

一本书读懂敷贴疗法/李杨，余朋飞，杨建宇主编.—郑州：中原农民出版社，2020.6

（大医释问丛书）

ISBN978-7-5542-2286-7

Ⅰ.①一… Ⅱ.①李… ②余… ③杨… Ⅲ.①中药外敷疗法-问题解答 Ⅳ.① R244.9-44

中国版本图书馆CIP数据核字（2020）第069347号

一本书读懂敷贴疗法

YIBENSHU DUDONG FUTIE LIAOFA

出版社： 中原农民出版社

地址： 河南省郑州市郑东新区祥盛街27号7层

邮编： 450016　　　　　　　　　　**电话：** 0371-65751257

发行： 全国新华书店

承印： 新乡市豫北印务有限公司

开本： 710mm×1010mm　　　　　1/16

印张： 8

字数： 106千字

版次： 2020年11月第1版　　　　　**印次：** 2020年11月第1次印刷

书号： ISBN978-7-5542-2286-7　　**定价：** 32.00元

本书如有印装质量问题，由承印厂负责调换

内容提要

敷贴疗法是中医学的重要组成部分，是以中医学的经络学说为指导，在辨证的基础上，通过给所选穴位敷一定药物而达到治疗疾病目的的外治方法。因为敷贴疗法这种外治方法，人们易于接受，副作用小，效果显著，使用方便，所以受到人们的广泛喜爱。我们聘请在敷贴疗法方面经验丰富的专家，用通俗易懂的语言，简单操作的方法为大家介绍敷贴疗法。

本书介绍了经穴敷贴的作用及适应证，敷贴疗法的注意事项，常见敷贴药物剂型及使用方法等；着重介绍了很多常见病的治疗方法，如哮喘、失眠、头痛、消渴、月经不调、崩漏、痛经、带下病、水肿、中风、痹症、小儿呕吐、小儿腹痛、小儿厌食、小儿发热、小儿遗尿、湿疹、痤疮等。

希望本书为读者了解和掌握经穴敷贴提供重要的参考。

目 录

基础知识

治疗疾病

附　穴位图

基础知识

 什么是敷贴疗法?

敷贴疗法是以中医学的经络学说为指导，在辨证的基础上，通过给所选穴位敷贴一定药物而达到治疗疾病目的的外治方法。因病多由外入，医以外治法应之，故先取其外；病亦有内生而行诸外者，以敷贴可治内外之病。它与针灸疗法有着相似之处，都是通过对穴位施加刺激，从而疏通经络、调理气血，以达到治疗的目的。敷贴疗法通过特定药物在特定部位的吸收而发挥药效，可以说充分体现了中药与经络的联合作用，疗效显著，应用范围广泛。但有一点它也同其他疗法一样，不是万能的，有一定的适应证。

 敷贴疗法的作用及适应证有哪些?

（1）止痛：穴位敷贴后，通过药物刺激穴位，来疏通经络、调和气血，以达到"通则不痛"的治疗目的。适用于头痛、腰痛、风湿性关节痛等。

（2）止泻止痢：穴位敷贴后，通过药物刺激穴位激发经络功能，以祛除寒湿积滞，增强胃肠运化功能，则泻痢自止。适用于痢疾和各种原因引起的腹泻。

（3）利尿消肿：穴位敷贴后，通过药物刺激穴位运畅气机，疏通经络，排除瘀滞水气，达到消肿的目的。适用于肝病腹水、心肾功能衰竭所致的水肿及黄疸。

（4）解表退热：穴位敷贴后，通过药物刺激穴位，可以宣通肺气，调和营卫，使入侵之邪风郁热由表而解，从而达到解表退热的目的。适用于感冒、风火眼疾等。

（5）行气和血：穴位敷贴后，通过药物刺激穴位，可以调和气机，气为血帅，气行则血行，血行则瘀散。适用于跌打损伤、扭伤挫伤、手足麻木、妇女痛经等症。

（6）和胃降逆：穴位敷贴后，通过药物刺激穴位，可使胃肠功能旺盛，相互协调，增强新陈代谢。适用于呕吐、反胃、胃痛、痞满、呃逆等症。

（7）祛痰止咳：穴位敷贴后，通过药物刺激穴位，以温通阳气，调和脾胃，宣肺化痰，协调肺、脾、肾三脏功能，从而达到理气止咳、祛湿化痰的目的。适用于痰饮咳嗽等症。

（8）收敛固脱：穴位敷贴后，通过药物刺激穴位，使阴阳调和，营卫通利，能摄气和血，从而达到敛汗固表、收涩固脱的目的。适用于自汗、盗汗、梦遗、滑精、阳痿及妇女带下等症。

3 敷贴疗法的注意事项有哪些？

（1）消毒：所贴穴位，要严格消毒，可用75%酒精（乙醇）消毒，再进行敷贴。药物敷贴神阙穴（肚脐）时，应把脐部擦净，温度不可过热，刺激性大的药物，有脐病或有脐部感染者禁用。

（2）选穴：选穴宜少而精，每穴用药量宜小，且一穴不可连续敷贴10次以上，避免长久刺激引起不良反应。

（3）刺激量：敷贴面积不宜过大，时间不宜过久，以免引起其他不良反应。尤其是薄嫩皮肤，如头面部、小儿皮肤，不可用刺激性强的药物，亦不可敷贴时间过长。对久病体弱、消瘦以及有严重心脏疾病、肝脏疾病的患者，药量宜减，敷贴时间不宜过长。

（4）膏剂的软硬：使用膏剂敷贴时，应防止药膏干燥而造成皮肤裂伤，引起疼痛或溃烂。若为硬膏，敷贴前应将硬膏加热，微烤变软变热后再贴。

（5）敷贴物温度：敷贴物温度不宜过高，以免烫伤皮肤或出现其他意外；温度亦不可过低，以免过凉粘贴不牢而影响疗效。

（6）室温：注意保暖，预防受凉。治疗时宜保持适当室温，或覆盖衣被保温。

（7）固定：敷贴后，要覆盖固定，以防脱落或药物流失。

（8）并发症：若敷贴后瘙痒，可在敷贴物外面按摩，若无缓解，应揭掉敷贴物。若敷贴后发生水疱、溃烂，可将敷贴物取下，涂以龙胆紫（甲紫）药水。大的水疱应用消毒针挑破，排净疱内液体，再涂以龙胆紫药水。溃烂的水疱应先涂消炎软膏，再用无菌纱布包扎，以防感染。

（9）禁止内服：敷贴疗法所选用的处方中，一些药物为有毒药物，一些药物用量较内服药物量大，禁止内服。敷贴治疗时若出现不良反应，应立即进行相应处理。

另外，孕妇禁用有堕胎等副作用的药物或穴位，以免发生流产或影响胎儿发育。对于病势重、来势急、变化快、症状复杂的患者，应及时到医院检查以确诊，不可盲目使用药物敷贴，以免延误病情。

 常见敷贴药物剂型及使用方法有哪些？

（1）散剂：是将多种药物经过粉碎后，混合均匀而成。制备简便，剂量可随意增减，稳定性较高，储存方便，疗效迅速。由于药物粉碎后，接触面积增大，刺激性增强，易于发挥作用。一般是粉碎为末，过 80～100 目细筛，取药末用水调和成团，涂在 3～8 平方厘米的胶布中间，贴于所选穴位，定期换药，或将药末撒在普通膏药中间贴于穴位。如治疗疟疾的"疟疾散"，是直接将药粉撒于神阙穴，再用胶布固定。治疗腰痛的"腰痛散"则是先用温开水调和药粉，再置于胶布中间，然后敷贴穴位上固定。

（2）糊剂：是将粉碎后过筛的药粉，用黏合剂如酒、醋、鸡蛋清等调匀，再置于所选穴位，外盖纱布，胶布固定。此剂型可使药物作用缓慢释放，延长治疗时间，缓和药物毒性。不同的黏合剂有不同的作用，醋能软坚散结、祛瘀止痛；酒能活血散瘀、祛风除湿、宣通经络。故黏合剂的选择要根据治疗目的而定。如：治疗虚寒腹痛的"腹痛糊"是以醋为黏合剂；治疗妇女月经不调的"调经糊"是用酒调和。

（3）膏剂：膏剂有硬膏和软膏之分。

🌸 硬膏乃固体制剂。其制法为将治疗疾病应用药物，放入芝麻油或豆油内浸泡 1～2 日，再将油锅加热，待药渣滤出，再将油加热至滴水成珠时，加入铅粉或黄丹，收成固体膏剂，敷贴于穴位上，如"滑精膏"等。此剂型作用持久，用法简单，保存方便。适用于外科疾病和多种全身慢性疾病。

🌸 软膏是将药物粉碎过筛，加入醋或酒内上锅加热，熬成膏状，用时敷于穴位，定时换药。软膏活血散瘀止痛，且渗透性较强，药物释放慢，有黏合性、延展性，如"肩痛膏"。另一种制法是将药物粉碎过筛，取适量，加入葱、姜或蜂蜜，敷贴于穴位，定时更换。其中葱、姜可温中散寒通阳，易于激发穴位功能；蜂蜜有镇咳、缓下、解毒而调和百药的功效，润滑黏合，且有防止药物氧化变质的作用。如用葱调制的"头痛膏"，用姜调制的"哮喘膏"，用蜂蜜调制的"咳嗽膏"。

（4）饼剂：是将药物粉碎过筛，加入适量面粉和匀，压成小饼状，放笼上蒸熟，趁热敷贴于穴位，冷后更换。有些药物自身就有黏性，可直接捣和成饼。小饼体积需根据病情轻重、经穴部位而定，多为 5 分钱硬币大小。如"疟疾饼""瘫痪饼"。

（5）丸剂：剂型小，有毒性和局限性，多为药物粉碎后配以适当的黏合剂制成，便于使用。如"噎膈丸""头痛丸""久痢丸"。

（6）水渍剂：将药锅内加水至水面高于药面 1.5 厘米，熬药，待水减少一半时，用两块纱布浸透药液，轮换敷贴于穴位上，每次 2～3 小时，每日 1～2 次。此法可振奋气机，疏通经络，又可滋生津液，濡润器官，如"腰痛渍"。

（7）锭剂：将药物粉碎过筛，加水和面糊适量，制成锭形，晾干，用时加水磨糊，涂布于穴位。此剂型适于慢性疾病，可减少配置麻烦，便于携带。如治疗痰饮的"痰饮锭"。

治疗疾病

感冒（肺炎参考此型）

处方一：感冒糊（1）

主治 风寒感冒。

用药 白芥子100克，鸡蛋1～2个。

制法 将白芥子粉碎成为细末，过筛，取鸡蛋敲破取出蛋清（去掉蛋黄不用），和药末混合调成糊状。如果1个鸡蛋蛋清少可再加1个鸡蛋的蛋清。

选穴

神阙 位于肚脐正中央。

涌泉 在足底部，足前部凹陷中，约足底第二、第三趾蹼缘与足跟连线的前1/3与后2/3交点凹陷中。

大椎 在后正中线上，第七颈椎棘突下凹陷中。

用法 先取药糊适量，敷贴在大椎穴，用纱布覆盖，胶布固定，再取药糊敷贴神阙、涌泉穴，敷好以后用纱布覆盖，胶布固定，让患者盖被睡觉，微微出汗。

处方二：感冒糊（2）

主治 风寒感冒。

用药 胡椒15克，丁香9克，葱白适量。

制法 先将前2味药粉碎以后过筛，加入葱白，混合捣烂成膏状。

选穴

劳宫 在掌心，第二、第三掌骨之间偏于第三掌骨，握拳屈指时中指尖处。

大椎 在后正中线上，第七颈椎棘突下凹陷中。

用法 取药膏适量，先敷贴在颈后大椎穴，用纱布覆盖，胶布固定，再取药膏涂在两手的内劳宫穴，合掌放在两大腿内侧，夹定，覆被蜷卧，汗出则痊愈。

处方三：感冒散（1）

主治 风热感冒，症见发热、稍活动就容易出汗、头胀痛、不怕冷或微恶风、口渴或咳、舌苔薄白或微黄、脉浮数。

用药 淡豆豉 30 克，连翘 15 克，薄荷 9 克，葱白适量。

制法 把前 3 味药混合粉碎以后，过筛。

选穴

风池 在颈部，枕骨之下，与风府穴相平，胸锁乳突肌与斜方肌上端之间的凹陷中。

大椎 在后正中线上，第七颈椎棘突下凹陷中。

神阙 位于肚脐正中央。

用法 先取药末 20 克，加入葱白适量，捣烂成膏状，敷贴风池、大椎二穴，用纱布覆盖、胶布固定。再取药末 15 克，填在神阙穴里，然后用冷水滴在药上，周围用布或面糊圈住，以防滴水外流，等药气入腹即愈。

处方四：感冒散（2）

主治 感冒，寒热不显者。

用药 白矾、小麦粉、醋各适量。

制法 将白矾研成细末，与小麦粉搅拌均匀，用醋调成膏状即成。

选穴

涌泉 在足底部，足前部凹陷中，约足底第二、第三趾蹼缘与足跟连线的前 1/3 与后 2/3 交点凹陷中。

用法 将调好的药膏敷贴在涌泉穴上用湿布包裹。

处方五：结胸饼

主治 感冒误治，形成结胸。结胸指心下（心窝处）自觉发硬胀满疼痛，手不敢靠近。

用药 生姜100克，菖蒲120克，食盐60克，瓜蒌1枚，麦麸适量。

制法 把前4味药混合捣匀以后，做成直径大约4厘米的圆饼，放在笼上蒸热。

选穴

上脘 在上腹部，前正中线上，脐中上5寸（同身寸）。

中脘 在上腹部，前正中线上，脐中上4寸。

用法 把药饼放在上述穴位上，另用麦麸炒热，布包放在饼上熨之，等肚子里有响声即可。

处方六：白芥子散

主治 肺炎的早期，肺部有少量的干湿性啰音（西医的诊断）。

用药 白芥子、面粉、芝麻油各适量。

制法 将白芥子研成细末，加面粉，用开水调成糊状。

选穴

肺俞 在背部，第三胸椎棘突下，后正中线旁开1.5寸。

用法 将调好的药糊敷贴在双侧肺俞穴及前胸。敷药前，局部先用热水洗干净，再涂上一层芝麻油，然后敷药，等局部发红，或是有烧灼感的时候去掉，每日2次。

 咳嗽（慢性气管炎参考此型）

处方一：咳嗽膏（1）

主治 咳嗽多痰，胸部胀满。

用药 铅粉60克，芝麻油80毫升，头发10克。

制法 先把芝麻油放入锅里加热，煎熬10分钟，再加入头发炸焦，慢慢地投入铅粉收膏。

选穴

肺俞 在背部，第三胸椎棘突下，后正中线旁开1.5寸。

风门 在背部，第二胸椎棘突下，后正中线旁开1.5寸。

后溪 在手掌尺侧，微握拳，小指本节即第五掌指关节后的远侧掌横纹头赤白肉际。

用法 取一块药膏，像核桃大小就可以，分摊在数块胶布中间，呈圆形，分别贴在穴位上，3～5天1次。

处方二：咳嗽膏（2）

主治 咳嗽时间较长；咳嗽伴鼻孔有热气出；干咳没有痰；肺结核咳嗽。

用药 瓜蒌大者1枚，浙贝母50克，青黛15克，蜂蜜120克。

制法 先将浙贝母、青黛混合研为细末，再将瓜蒌（连子、皮）捣烂（如果是干瓜蒌也可以研为细末），将蜂蜜入锅内加热，炼去浮沫，加入前3味药，调和成膏。

选穴

肺俞 在背部，第三胸椎棘突下，后正中线旁开1.5寸。

大杼 在背部，第一胸椎棘突下，后正中线旁开1.5寸。

后溪 在手掌尺侧，微握拳，小指本节即第五掌指关节后的远侧掌横纹头赤白肉际。

用法 取药膏分别敷贴穴位上，用纱布覆盖，胶布固定，每日1次或2日1次。

另外，本膏如配合内服，每次6克，其效更快。

处方三：痰饮膏

主治 咳嗽反复发作，痰清稀色白，胸闷喘气急促，或微微发热，怕冷，头痛，鼻塞，乏力。

用药 花椒、细辛、附子、干姜、桂枝各60克，肉桂、川乌各120克，芝麻油、黄丹各适量。

制法 前7味药物用芝麻油熬好后，黄丹收膏。

选穴

肺俞 在背部，第三胸椎棘突下，后正中线旁开1.5寸。

用法 从每年的立秋开始，将调好的药膏敷贴在双侧肺俞穴上，用纱布覆盖，胶布固定。每周1次，连续敷贴5次。

处方四：丁香散

主治 咳嗽时间长，伴有身冷。

用药 公丁香0.5克，肉桂、麻黄各5克，苍耳子3克，白芥子4克，半夏3克，酒精适量。

制法 将前6味药研为细末，用酒精调成糊状。

选穴

神阙 位于肚脐正中央。

用法 将调好的药糊敷贴在神阙穴上，用纱布覆盖，胶布固定。48小时换药1次，10次为1个疗程，连用3个疗程。2个疗程之间也可以休息5～7天。

处方五：白芷散

主治 风寒感冒后引起的咳嗽。

用药 川乌、草乌、细辛、白附子、花椒、麻黄、天南星、皂荚、白芷各100克，冰片60克，薄荷脑3克，砒霜9克，芝麻油1500克，黄丹400克。

制法 除了后5味药外，其余的药，都用芝麻油1500克，浸泡48小时，然后炸枯去渣，熬到滴水成珠的时候，下黄丹收膏，等到温度适合的时候（温），再加入冰片、薄荷脑、砒霜（均研为细末）搅匀，然后放入冷水中浸泡3日，使火毒出来。

选穴

天突 胸骨上窝正中。

用法 敷药前，先用针刺天突穴，进针约1寸，得气以后起针，然后敷贴药物在穴位上，用纱布覆盖，胶布固定，3天换药1次，3次为1个疗程。

处方六：白矾散

主治 偏热型的咳嗽。

用药 白矾30克，牵牛子15克，面粉、醋各适量。

制法 将白矾、牵牛子研成细末，加入面粉适量，用醋调成膏。

选穴

涌泉 在足底部，足前部凹陷中，约足底第二、第三趾蹼缘与足跟连线的前1/3与后2/3交点凹陷中。

用法　晚上将调好的药敷贴在双足的涌泉穴上，用纱布覆盖，胶布固定，第二天去掉。10 天为 1 个疗程，连用 1 ～ 2 个疗程。

处方七：桃仁膏

主治　咳嗽伴有咽喉刺痛。

用药　栀子、桃仁各 6 克，杏仁 2 克，糯米、胡椒各 0.3 克，鸡蛋清少许。

制法　将前 5 味药一同研成细末，用鸡蛋清或是开水调成膏。

选穴

涌泉　在足底部，足前部凹陷中，约足底第二、第三趾蹼缘与足跟连线的前 1/3 与后 2/3 交点凹陷中。

用法　将调好的药敷贴在双足涌泉穴上，也有的敷贴在双膝眼穴（髌尖两侧凹陷中）上，用纱布覆盖，胶布固定。

另外，此方不但有消炎、退热、止咳、平喘的作用，而且能制止和预防惊厥的发作。贴药后，局部有蓝黑色色素沉着，3 ～ 5 天肤色自能恢复正常。

 哮喘

处方一：哮喘丸

主治　哮喘，喉间有痰鸣音。

用药　白芥子、延胡索各 30 克，甘遂、细辛各 15 克，麝香 1.5 克，姜汁适量。

制法　把前 4 味的药物混合以后粉碎为末过筛，以姜汁调和药末，麝香另外研细末后也混合在一起，调成稠膏状。制成像蚕豆大小的丸药备用。

选穴

百劳　在颈部，大椎穴直上 2 寸，后正中线旁开 1 寸。

膏肓俞　在背部，第四胸椎棘突下，后正中线旁开 3 寸。

肺俞　在背部，第三胸椎棘突下，后正中线旁开 1.5 寸。

用法　夏季三伏天敷贴药。取药膏 3 丸，放在 3 块圆形的直径是 3 ～ 5 厘米的胶布中间，分别敷贴在穴位上，每次 4 ～ 6 小时。一伏只敷贴 1 次。伏天汗多，毛孔开放，体表毛细血管扩张，药膏敷贴比较容易吸收。

另外，本药敷贴穴位后，也会有热辣感出现，但2～3天后就可以消失。一些患者会皮肤起疱，属于正常现象，及时消毒和观察，若有严重过敏或其他不良反应，应及时处理。

处方二：哮喘糊（1）

主治 哮喘气逆严重者。

用药 金沸草、代赭石各50克，米醋适量。

制法 把前2味药混合粉碎为末，过筛加米醋调和成糊状。

选穴

风门 在背部，第二胸椎棘突下，后正中线旁开1.5寸。

定喘 大椎穴旁开0.5寸。

膻中 在胸部，前正中线上，平第四肋间隙，两乳头连线的中点。

上脘 在上腹部，前正中线上，脐中上5寸。

用法 取药糊分别敷贴在穴位上，用纱布覆盖，胶布固定，每日3～5次。

处方三：哮喘糊（2）

主治 哮喘，痰喘上气。

用药 天南星、白芥子各30克，姜汁适量。

制法 将前2味药研成细粉末，过筛，用姜汁把药末调匀如糊状。

选穴

涌泉 在足底部，足前部凹陷中，约足底第二、第三趾蹼缘与足跟连线的前1/3与后2/3交点凹陷中。

中脘 在上腹部，前正中线上，脐中上4寸。

用法 取药糊分别涂抹在穴位上，药干更换，每日3～5次。

处方四：哮喘膏

主治 对外界敏感，有特殊气味哮喘加重者。

用药 轻粉20克，蝉蜕、马兜铃各30克，生五灵脂、生雌黄、杏仁、生砒霜各15克，淡豆豉30克，葶苈子20克，生姜汁适量。

制法 先将轻粉、生砒霜分别研细末，再将余下除生姜汁外的药研碎为末，过筛，然后混合共同研匀，再用生姜汁适量和药末调成膏状。

选穴

膻中 在胸部，前正中线上，平第四肋间隙，两乳头连线的中点。

上脘 在上腹部，前正中线上，脐中上5寸。

定喘 大椎穴旁开0.5寸。

风门 在背部，第二胸椎棘突下，后正中线旁开1.5寸。

用法 取药膏像蚕豆大小一样的1粒，捏成圆饼形，每穴敷贴1个，用纱布覆盖，胶布固定，2天换药1次。

处方五：哮喘汁

主治 哮喘，面色发红，喘气粗大，鼻孔总感觉有热气。

用药 芫花100克，桃皮80克。

制法 将上述药物放入锅里，加水，浓煎取汁约原水量的1/3。

选穴

膻中 在胸部，前正中线上，平第四肋间隙，两乳头连线的中点。

定喘 大椎穴旁开0.5寸。

用法 用一块纱布放在药汁里浸润，取出敷贴在穴位上。纱布干了以后立即更换一块，不可以间断。二穴轮换浸渍，每次4～5小时。

处方六：哮喘饼

主治 哮吼，嗓子间总能听见痰声，漉漉不断，喘气时肩膀也随着上下动。

用药 白芥子90克，轻粉10克，白芷30克，蜂蜜适量，姜汁适量或凤仙花全株适量。

制法 先将白芥子、白芷研末过筛，再把轻粉研为细末，和前面的药末混合，加入蜂蜜（蜂蜜应放锅中炼去浮沫）调和，软硬适度。制成圆饼和5分硬币一样大小。

选穴

大椎 在后正中线上，第七颈椎棘突下凹陷中。

风门 在背部，第二胸椎棘突下，后正中线旁开1.5寸。

定喘 大椎穴旁开0.5寸。

用法　先用姜汁或凤仙花全株，熬成浓汁，用纱布蘸汁用力擦洗所贴的穴位，直到患者感到所擦洗的穴位很热的时候，把药饼放在火上烘热，敷贴在穴位上，胶布固定。药饼凉了烘热再敷贴；1个药饼可以敷贴3天。1周2个疗程，不可以间断。

另外，药饼敷贴后1小时左右，穴位会出现热辣感，患者要极力忍耐。一般2～3天这种症状就会消失。

 痰饮

处方一：痰饮饼

主治　痰和唾液都很多，导致呼吸不畅快，发生四肢厥冷、昏迷、叫不醒。

用药　生附子150克，大蒜（去皮）120克，米醋适量。

制法　将生附子、大蒜加米醋加热熬稠。每次取20克，捣成5分钱硬币大小的药饼。

选穴

涌泉　在足底部，足前部凹陷中，约足底第二、第三趾蹼缘与足跟连线的前1/3与后2/3交点凹陷中。

用法　取药饼趁热敷贴在两侧涌泉穴，绷带固定，冷后再换，每日数次。

处方二：痰饮膏

主治　痰饮过多，时常堵在咽喉，导致呼吸不畅快。

用药　猪牙皂500克，生甘草3克，党参15克，陈酒、姜汁各适量。

制法　将前3味药放入陈酒内，入锅加热，浓煎取汁，过滤去渣，再将药汁熬如膏状。

选穴

天突　胸骨上窝正中。

膻中　在胸部，前正中线上，平第四肋间隙，两乳头连线的中点。

用法　取药膏一小匙，再加姜汁调匀，敷贴在穴位上，用纱布覆盖，胶布固定，每日1次。

处方三：痰饮锭

主治 痰黄稠黏，难咯出，时时感觉气向上走，有想吐的感觉。

用药 延胡索（煅）10克，猪牙皂14个，青黛2克，麝香0.3克。

制法 先将前2味药粉碎为末过筛，取药末加入青黛、麝香一同研成极细的粉末，加清水适量混合制成锭形，晾干。

选穴

上脘 在上腹部，前正中线上，脐中上5寸。

膻中 在胸部，前正中线上，平第四肋间隙，两乳头连线的中点。

用法 取药锭临时加少量水于碗内，磨成糊状，敷贴在穴位上，干后再换。

处方四：痰饮糊

主治 痰饮积在胸部，吐不出，咽不下，时时咳嗽像吃饭呛着了，没有食欲，胸部憋闷不舒服。

用药 葱白10～20根。

制法 将葱白捣烂，放入锅里，加温炒热成糊。

选穴

上脘 在上腹部，前正中线上，脐中上5寸。

膻中 在胸部，前正中线上，平第四肋间隙，两乳头连线的中点。

用法 取葱糊一团，趁热敷贴在穴位上，30分钟后，积痰徐徐自下，胸膈舒适。

 心痛（冠心病、心绞痛）

处方一：延胡山楂膏

主治 气滞经络引起的心痛。

用药 山楂、醋炒延胡索、厚朴各100克，葛根浸膏10克，白芍250克，甘草浸膏8克，怀山药浸液70毫升，鸡矢藤挥发油4毫升，冰片少许，黄酒200毫升。

制法 将前7味药研细末，烘干，再加入鸡矢藤挥发油、冰片混合。

选穴

神阙 位于肚脐正中央。

用法 每次用黄酒调糊敷贴神阙穴，用纱布覆盖，胶布固定，3天1次。

处方二：硝酸甘油敷贴法

主治 劳力型心绞痛。

用药 硝酸甘油2～3片。

制法 上药用水调稠糊。

选穴

神阙 位于肚脐正中央。

用法 将调好的药敷贴在神阙穴上，2小时1次。

处方三：三七麝香敷贴法

主治 气滞血瘀型心痛。

用药 人参、三七、制附子、丹参、川芎、乳香、没药、延胡索、檀香、白芥子、苏合香各10克，冰片、麝香各1克，95%酒精适量。

制法 将前10味药与95%酒精制成流浸膏，然后把苏合香、冰片、麝香分别研细末过100目筛后再依次加入，搅匀制成硬膏。

选穴

膻中 在胸部，前正中线上，平第四肋间隙，两乳头连线的中点。

心俞 在背部，第五胸椎棘突下，后正中线旁开1.5寸。

内关 在前臂掌侧，曲泽与大陵的连线上，腕横纹上2寸，掌长肌腱与桡侧腕屈肌腱之间。

用法 将调好的药膏涂于布上，然后敷贴于所选穴位上，每穴6～12小时，揭去膏药后以热毛巾轻敷穴位，间隔6小时再行敷贴。

处方四：丹参敷贴法

主治 冠心病。

用药 丹参20克。

制法 将丹参研碎制成粟粒大小的药丸，放在氧化锌橡皮膏上即成。

选穴

心俞　在背部，第五胸椎棘突下，后正中线旁开 1.5 寸。

巨阙　在上腹部，前正中线上，脐中上 6 寸。

内关　在前臂掌侧，曲泽与大陵的连线上，腕横纹上 2 寸，掌长肌腱与桡侧腕屈肌腱之间。

上巨虚　在小腿前外侧，犊鼻穴下 6 寸。

厥阴俞　在背部，第四胸椎棘突下，后正中线旁开 1.5 寸。

中脘　在上腹部，前正中线上，脐中上 4 寸。

间使　腕横纹上 3 寸，掌长肌腱与桡侧腕屈肌腱之间。

足三里　在小腿前外侧，犊鼻穴下 3 寸，距胫骨前缘一横指。

用法　将制好的药膏敷贴于心俞、巨阙、内关、上巨虚、厥阴俞、中脘、间使、足三里穴，隔日 1 次。

处方五：降香檀香敷贴法

主治　热盛气滞血瘀型冠心病。

用药　降香、檀香、三七、胡椒各 1 份，冰片 1/4 份，酒适量。

制法　将前 5 味药共同研为细末。用时取药粉适量，加酒调拌均匀，制成药饼，分成 5 份。

选穴

膻中　在胸部，前正中线上，平第四肋间隙，两乳头连线的中点。

内关　在前臂掌侧，曲泽与大陵的连线上，腕横纹上 2 寸，掌长肌腱与桡侧腕屈肌腱之间。

心俞　在背部，第五胸椎棘突下，后正中线旁开 1.5 寸。

用法　将药饼分别敷贴在膻中、内关、心俞穴上，用纱布覆盖，胶布固定，隔日 1 次，5 次为 1 个疗程。

6 心悸

处方：降香檀香敷贴法

主治　气滞血瘀型心悸。

用药　白檀香、制乳香、川郁金、醋炒延胡索、制没药各 12 克,冰片 2 克,二甲基亚砜、香桂活血膏或消炎止痛膏各适量。

制法　将前 6 味药研细末过筛,用二甲基亚砜调成软膏状,放在香桂活血膏或消炎止痛膏上。

选穴

膻中　在胸部,前正中线上,平第四肋间隙,两乳头连线的中点。

内关　在前臂掌侧,曲泽与大陵的连线上,腕横纹上 2 寸,掌长肌腱与桡侧腕屈肌腱之间。

用法　将制好的药膏敷贴在膻中、内关穴上,每天 1 次,连续敷贴 3～14 天。

 病毒性心肌炎

处方:菟丝苦参敷贴法

主治　气虚气滞引起的心慌、胸闷憋气、头晕。

用药　太子参、苦参、菟丝子各 90 克,熟地黄、肉苁蓉、麦冬、制附子、远志、茯神、当归、生龙骨、五味子各 30 克,芝麻油适量。

制法　除芝麻油以外的药研细末过筛,用芝麻油熬膏。

选穴

心俞　在背部,第五胸椎棘突下,后正中线旁开 1.5 寸。

内关　在前臂掌侧,曲泽与大陵的连线上,腕横纹上 2 寸,掌长肌腱与桡侧腕屈肌腱之间。

神门　在腕部,腕掌横纹尺侧端,尺侧腕屈肌腱的桡侧凹陷中。

三阴交　在小腿内侧,足内踝尖上 3 寸,胫骨内侧缘后方。

足三里　在小腿前外侧,犊鼻穴下 3 寸,距胫骨前缘一横指。

用法　将调好的药膏,每次选 2～3 个穴位敷贴,用纱布覆盖,胶布固定,交替使用,3 天 1 次。

甲状腺功能亢进症

处方：生地玄参敷贴法

主治 阴虚火旺出现的甲状腺功能亢进。

用药 生地黄、玄参各120克，夏枯草、龙胆草各20克，天冬、茯神、南沙参各100克，天花粉20克，芝麻油适量。

制法 将前8味药研细末过筛，用芝麻油熬膏。

选穴

肾俞 在腰部，第二腰椎棘突下，后正中线旁开1.5寸。

内关 在前臂掌侧，曲泽与大陵的连线上，腕横纹上2寸，掌长肌腱与桡侧腕屈肌腱之间。

足三里 在小腿前外侧，犊鼻穴下3寸，距胫骨前缘一横指。

三阴交 在小腿内侧，足内踝尖上3寸，胫骨内侧缘后方。

太溪 在足内侧，内踝后方，内踝尖与跟腱之间凹陷中。

太冲 在足背侧，第一、第二跖骨结合部前方凹陷中。

用法 将调好的药膏，每次交替选用3～4穴进行敷贴，用纱布覆盖，胶布固定，隔3天1次。

 失眠

处方一：丹参远志敷贴法

主治 肾阴虚而造成的失眠。

用药 丹参、远志、石菖蒲、硫黄各20克，白酒适量。

制法 将前4味药共研细末，装瓶备用。用时加白酒适量，调成膏状。

选穴

神阙 位于肚脐正中央。

用法 调好的药膏，敷贴于神阙穴上，再以棉花填至与脐部平齐，用胶布固定，每晚换药1次。

处方二：黄连肉桂敷贴法（1）

主治 热盛而造成的失眠。

用药 黄连、肉桂各适量，蜂蜜少许。

制法 将前2味药共研细末，装瓶备用。

选穴

神阙 位于肚脐正中央。

用法 将药末用蜂蜜调为丸状填于神阙穴中，胶布固定，每晚1次，用5天停2天，1周为1个疗程，连用1～4个疗程。

处方三：黄连肉桂敷贴法（2）

主治 肝火亢盛造成的失眠。

用药 黄连10克，肉桂5克，炒酸枣仁20克，牡丹皮10克，酒适量。

制法 将前4味药共研细末，每次取10克混合药末，加酒、水各半调成膏状。

选穴

神阙 位于肚脐正中央。

用法 临睡前将调好的药膏敷在神阙穴上，外用塑料薄膜遮盖，再加胶布固定，翌晨取下，每日1次直至睡眠改善为止。

处方四：芥子冰片敷贴法

主治 肝盛肾阴虚而造成的失眠。

用药 白芥子、冰片各100克，肉桂、木香、干姜、吴茱萸各50克，白胡椒60克，延胡索、细辛各50克，60%二甲基亚砜适量。

制法 将前9味药共研细末，装瓶密封。

选穴

心俞 在背部，第五胸椎棘突下，后正中线旁开1.5寸。

巨阙 在上腹部，前正中线上，脐中上6寸。

神门 在腕部，腕掌横纹尺侧端，尺侧腕屈肌腱的桡侧凹陷中。

内关 在前臂掌侧，曲泽与大陵的连线上，腕横纹上2寸，掌长肌腱与桡侧腕屈肌腱之间。

三阴交 在小腿内侧，足内踝尖上3寸，胫骨内侧缘后方。

用法 临用时取药末适量，用60%二甲基亚砜调成糊状，摊于硫酸纸上，用纱布摩擦穴位处皮肤，然后将药物分别敷贴于所取穴位上，胶布固定，隔日1次。

处方五：归脾丸敷贴法

主治 脾虚造成的失眠，伴有饮食不好，消化不良。

用药 中成药归脾丸、米醋各适量。

制法 归脾丸每次取10～15克，加米醋捣研成稠糊状。

选穴

神阙 位于肚脐正中央。

用法 睡前将调好的药糊敷在神阙穴，外盖塑料薄膜，再加胶布密封固定。每日1次，翌晨取下，直到睡眠好转为止。

 眩晕（附：高血压病、低血压病）

处方一：吴茱萸肉桂敷贴法

主治 肝火亢盛造成的眩晕。

用药 吴茱萸末20克，肉桂末2克，醋适量。

制法 用醋将吴茱萸末和肉桂末调匀，制成药饼2块。

选穴

涌泉 在足底部，足前部凹陷中，约足底第二、第三趾蹼缘与足跟连线的前1/3与后2/3交点凹陷中。

用法 将调好的药饼临睡前分别敷贴于双侧涌泉穴，外盖青菜叶或树叶，纱布包扎，翌晨取下，每天1次。

处方二：栀子清热敷贴法

主治 生气后头晕或者眩晕伴有眼睛发胀、口苦等症状者。

用药 大黄1克，栀子20克，黄连10克，肉桂5克，醋适量。

制法 将前4味药共研细末，用醋调制成饼。

选穴

涌泉 在足底部，足前部凹陷中，约足底第二、第三趾蹼缘与足跟连线的前 1/3 与后 2/3 交点凹陷中。

用法 将调好的药饼临睡前敷贴于涌泉穴上，用纱布覆盖，胶布固定，翌晨取下，每天 1 次。

 高血压病与症状高血压

处方一：肉桂吴茱萸降压敷贴法

主治 肝火亢盛引起的高血压。

用药 肉桂、吴茱萸、磁石各 30 克，蜂蜜适量。

制法 将前 3 味药共研为细末，每次用药末 5 克，加蜂蜜调成药饼。

选穴

涌泉 在足底部，足前部凹陷中，约足底第二、第三趾蹼缘与足跟连线的前 1/3 与后 2/3 交点凹陷中。

太冲 在足背侧，第一、第二跖骨结合部前方凹陷中。

足三里 在小腿前外侧，犊鼻穴下 3 寸，距胫骨前缘一横指。

用法 将调好的药饼敷贴于穴位上，用纱布覆盖，胶布固定。每次敷贴两穴，轮流使用。每天 1 次，艾条悬灸 20 分钟。

处方二：吴茱萸川芎降压敷贴法

主治 肝郁气滞引起的高血压。

用药 吴茱萸、川芎、白芷各 30 克。

制法 诸药共研细末，装入瓶内，密封备用。

选穴

神阙 位于肚脐正中央。

用法 取药末 15 克填入患者神阙穴，以手往下压，用纱布覆盖，胶布固定。每天 1 次，10 次为 1 个疗程。

处方三：二仁降压敷贴法

主治 气滞血瘀引起的高血压。

用药　桃仁、杏仁各 12 克，栀子 3 克，花椒 7 粒，糯米 14 粒，鸡蛋清 1 个。

制法　将前 5 味药捣烂后，加鸡蛋清调成糊状。

选穴

涌泉　在足底部，足前部凹陷中，约足底第二、第三趾蹼缘与足跟连线的前 1/3 与后 2/3 交点凹陷中。

用法　将调好的药糊每晚临睡前敷贴涌泉穴上，用纱布覆盖，胶布固定，翌晨去掉。

处方四：麻仁吴茱萸降压敷贴法

主治　肝气郁结、肝火亢盛引起的高血压。

用药　蓖麻子 50 克，吴茱萸、附子各 20 克，生姜 150 克，冰片 10 克。

制法　将前 3 味药共研细末，加生姜共捣如泥，再加冰片和匀，调成膏状。

选穴

涌泉　在足底部，足前部凹陷中，约足底第二、第三趾蹼缘与足跟连线的前 1/3 与后 2/3 交点凹陷中。

用法　将调好的药膏每晚敷贴于涌泉穴上，用纱布覆盖，胶布固定，翌晨除去，3 次为 1 个疗程。

 原发性直立性低血压

处方：黄芪术归升压敷贴法

主治　气虚肝郁引起的低血压。

用药　太子参、黄芪、白术、当归各 200 克，熟地黄、半夏、香附、麦冬、柴胡、升麻各 150 克，茯苓、五味子、益智仁、补骨脂、核桃仁、肉桂、甘草各 68 克，芝麻油适量。

制法　将除芝麻油以外的药研细末过筛，用芝麻油熬膏即成。

选穴

膈俞　在背部，第七胸椎棘突下，后正中线旁开 1.5 寸。

脾俞　在背部，第十一胸椎棘突下，后正中线旁开 1.5 寸。

肾俞　在腰部，第二腰椎棘突下，后正中线旁开 1.5 寸。

膻中 在胸部，前正中线上，平第四肋间隙，两乳头连线的中点。

厥阴俞 在背部，第四胸椎棘突下，后正中线旁开 1.5 寸。

志室 在腰部，第二腰椎棘突下，后正中线旁开 3 寸。

用法 将调好的药膏敷贴在 2～3 个穴位，用纱布覆盖，胶布固定。每次选 2～3 个穴位，以上穴位交替使用，3 天 1 次，10 次为 1 个疗程。

 汗证（自汗）

处方一：何首乌敷贴法

主治 阴虚引起的盗汗。

用药 海蛤壳、何首乌各 20 克，醋适量。

制法 将海蛤壳、何首乌研为细末，用醋调成糊。

选穴

神阙 位于肚脐正中央。

用法 将调好的药糊敷贴于神阙穴，3 天 1 次，10 次为 1 个疗程。

处方二：郁金五倍敷贴法

主治 气虚不固引起的自汗。

用药 广郁金 30 克，五倍子 9 克，蜂蜜适量。

制法 将广郁金、五倍子共同研为细末，用时取药粉 10～15 克，加入蜂蜜，调拌均匀，制成药饼。

选穴

乳中 在乳头正中央。

用法 将调好的药饼敷贴在乳中穴上，用纱布覆盖，胶布固定。每日 1 次。

 惊风（惊厥）

处方一：栀子二仁敷贴法

主治 热盛动血引起的惊风。

用药 栀子 15 克，桃仁、杏仁各 6 克，胡椒、糯米各 0.3 克，小麦粉、鸡蛋清各适量。

制法　将前5味药研为细末，加入小麦粉，用鸡蛋清调成膏。

选穴

劳宫　在手掌心，第二、第三掌骨之间偏于第三掌骨，握拳屈指时中指尖处。

涌泉　在足底部，足前部凹陷中，约足底第二、第三趾蹼缘与足跟连线的前1/3与后2/3交点凹陷中。

用法　将调好的药膏敷贴在劳宫、涌泉穴上，用纱布覆盖，胶布固定。每日1次。

处方二：吴茱萸白芥敷贴法

主治　肝火亢盛引起的惊风。

用药　吴茱萸7克，白芥子3克，醋适量。

制法　将吴茱萸、白芥子研为细末，用醋或开水调成膏。

选穴

劳宫　在手掌心，第二、第三掌骨之间偏于第三掌骨，握拳屈指时中指尖处。

涌泉　在足底部，足前部凹陷中，约足底第二、第三趾蹼缘与足跟连线的前1/3与后2/3交点凹陷中。

用法　将调好的药膏敷贴在劳宫、涌泉穴上，用纱布覆盖，胶布固定。每日1次，3次为1个疗程。

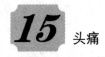 **头痛**

处方一：头痛膏（1）

主治　风寒头痛，症见头痛、遇风痛甚。

用药　羌活、独活（炒）各45克，赤芍30克，白芷20克，石菖蒲18克，葱头5个。

制法　将前5味药混合粉碎过筛后，取药末用葱头加水煎浓汁调和成膏。

选穴

太阳　眼外侧凹陷中。

风池 在颈部，枕骨之下，与风府穴相平，胸锁乳突肌与斜方肌上方之间的凹陷中。

风府 在颈部，后发际正中直上1寸，枕外隆凸直下，两侧斜方肌之间凹陷中。

用法 取药膏敷贴在穴位上，用纱布覆盖，胶布固定，每日1次。

处方二：头痛膏（2）

主治 风寒头痛，症见头痛发凉、遇风痛甚。

用药 白附子、川芎、白芷各30克，细辛10克，葱白5根。

制法 先将前4味药粉碎为末过筛，加入葱白，捣烂如膏。

选穴

太阳 眼外侧凹陷中。

神阙 位于肚脐正中央。

关元 在下腹部，前正中线上，脐中下3寸。

用法 取药膏敷贴在穴位上，用纱布覆盖，胶布固定，每日1次。

处方三：头痛丸

主治 风寒型的偏正头痛。

用药 砒霜、藤黄、斑蝥、红娘子各等份。

制法 将前4味药共研细末。

选穴

太阳 眼外侧凹陷中。

列缺 屈手腕时手腕上有一条横纹，手心向前，在腕横纹上1.5寸。

用法 临用时，取药末，加水为丸如梧桐子大。将1丸药放在伤湿止痛膏的中间，另用一张伤湿止痛膏将药合在一起，用针刺数孔敷贴在穴位上，胶布固定，每日1次。

另外，本药不可直接敷贴在皮肤上，不可误入口中或眼中。左偏头痛贴右边，右偏头痛贴左边。有痰加风池（在颈部，枕骨之下，与风府穴相平，胸锁乳突肌与斜方肌上方之间的凹陷中）；无痰加合谷（在手背侧，第一、第二掌骨间，第二掌骨桡侧中点）。

处方四：山豆根头痛膏

主治 内热引起的偏正头痛。

用药 山豆根 20 克。

制法 将山豆根研为细末，用开水调成膏。

选穴

太阳 眼外侧凹陷中。

用法 将调好的药膏敷贴在太阳穴上，用纱布覆盖，胶布固定，每日 1 次。

处方五：菊花叶头痛膏

主治 风热型的偏正头痛。

用药 菊花叶适量。

制法 将菊花叶研为细末，用开水调成膏。

选穴

太阳 眼外侧凹陷中。

用法 将调好的药膏敷贴在太阳穴上，用纱布覆盖，胶布固定，每日 1 次。

处方六：肉桂头痛膏

主治 风湿头痛，头痛如裹，肢体倦重，胸闷纳呆，舌苔白腻，脉濡。

用药 肉桂 30 克，黄酒适量。

制法 将肉桂粉碎为末，过筛后，加入黄酒调成膏。

选穴

上星 囟会穴前 1 寸或前发际正中直上 1 寸。

百会 后发际正中直上 7 寸，或头部正中线与两耳尖连线的交点处。

用法 取药膏敷贴在穴位上，用纱布覆盖，胶布固定。

处方七：吴茱萸头痛膏

主治 肝阳上亢所致的头痛。

用药 吴茱萸 20 克，醋适量。

制法 将吴茱萸研细末，用醋调成糊。

选穴

涌泉 在足底部，足前部凹陷中，约足底第二、第三趾蹼缘与足跟连线的前 1/3 与后 2/3 交点凹陷中。

用法 将调好的药糊临睡前敷贴于涌泉穴上，用纱布覆盖，胶布固定。翌晨取下。

处方八：红花头痛膏

主治 瘀血所致的头痛。

用药 红花 10 克，杏仁 20 克，酒适量。

制法 将红花、杏仁粉碎为末，用酒调成糊。

选穴

涌泉 在足底部，足前部凹陷中，约足底第二、第三趾蹼缘与足跟连线的前 1/3 与后 2/3 交点凹陷中。

用法 将调好的药糊临睡前敷贴涌泉穴上，用纱布覆盖，胶布固定。翌晨取下。

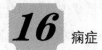 痫症

处方：芫花止痫膏

主治 热盛湿滞所致的痫症。

用药 芫花 50 克，雄黄 6 克，胆南星 10 克，白胡椒 5 克，醋适量。

制法 先将芫花放到醋中浸泡 1 日，然后与雄黄、胆南星、白胡椒共研为细末。

选穴

神阙 位于肚脐正中央。

用法 以 10 克药末敷贴在神阙穴，用纱布覆盖，胶布固定，每 3 天 1 次。

癔症（精神病）

处方一：生地苓芪除癔膏

主治 肝火内盛兼有气虚所致的癔症。

用药 生地黄、茯苓、黄芪、白术、当归、远志、茯神各 64 克，益智仁、天冬、麦冬、柏子仁、半夏各 30 克，广陈皮、生甘草、黄连各 15 克，胆南星、

首乌藤各 24 克，芝麻油适量。

制法 将前 17 味药研细末过筛，用芝麻油熬膏。

选穴

膻中 在胸部，前正中线上，平第四肋间隙，两乳头连线的中点。

中脘 在上腹部，前正中线上，脐中上 4 寸。

期门 在胸部，乳头直下，第六肋间隙，前正中线旁开 4 寸。

章门 在侧腹部，第十一肋游离端下方。

用法 将调好的药膏敷贴在穴位上，用纱布覆盖，胶布固定，2～3 天换药 1 次，10 天为 1 个疗程。长期使用至控制发作为止。

处方二：磁石胆南星除癔膏

主治 肝火内盛兼有气滞所致的癔症。

用药 磁石 30 克，胆南星、朱砂各 15 克，石菖蒲 30 克，远志、茯神各 60 克，琥珀 20 克，橘络、川贝母各 50 克，有机泥适量或生铁屑 500 克。

制法 将前 9 味药研细末，水煎后取液，加有机泥或生铁屑调匀，制成药物泥膏。

选穴

神阙 位于肚脐正中央。

用法 将调好的药膏分 2 次敷贴在神阙穴周围，用纱布覆盖，胶布固定，每日 3 次，每次 20 分钟，每次 10 克左右。

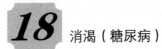

18 消渴（糖尿病）

处方一：玄参石米膏

主治 上焦火盛，气阴不足所致的消渴病。

用药 石膏 50 克，知母 20 克，生地黄、党参各 6 克，炙甘草、玄参各 10 克，天花粉 2 克，黄连 3 克，粳米少许，盐酸二甲双胍 40 毫克。

制法 将前 9 味药研细粉，每次用时取 250 毫克，加盐酸二甲双胍混匀成膏。

选穴

神阙 位于肚脐正中央。

用法 将调好的药膏敷贴在神阙穴，盖以棉花，外用胶布固定，6 天 1 次。

处方二：山药知母膏

主治 下焦火盛，气阴不足所致的消渴病。

用药 石膏 50 克，知母 20 克，生地黄、黄芪各 6 克，怀山药、葛根、苍术各 3 克，炙甘草 10 克，玄参 70 克，天花粉 2 克，黄连 5 克，粳米少许，盐酸二甲双胍 2.5 ～ 4 克。

制法 将前 12 味药共同研为细末，用时，取药粉 15 ～ 25 克，加入盐酸二甲双胍，调拌均匀为膏。

选穴

神阙 位于肚脐正中央。

用法 将调好的药膏敷贴在神阙穴，外盖塑料布，尽量不要漏气，胶布固定，5 ～ 7 天 1 次，6 次为 1 个疗程。

19 血证（各种出血）

处方一：黄醋止血膏

主治 热盛引起的出血。

用药 大黄 15 克，米醋适量。

制法 大黄研末后，用米醋调拌成膏。

选穴

神阙 位于肚脐正中央。

气海 在下腹部，前正中线上，脐中下 1.5 寸。

用法 将调好的药膏敷贴在神阙、气海穴上，用纱布覆盖，胶布固定。

处方二：吴茱萸止血饼

主治 牙龈出血。

用药 吴茱萸末 20 克，肉桂末 2 克，醋适量。

制法　将吴茱萸、肉桂末用醋调均匀，分成2块，制成饼状。

选穴

涌泉　在足底部，足前部凹陷中，约足底第二、第三趾蹼缘与足跟连线的前1/3与后2/3交点凹陷中。

用法　将调好的药饼敷贴在涌泉穴上，外边用青菜叶或者是树叶包裹，最后用纱布固定，可以治疗牙龈出血。

处方三：黄栀止血饼

主治　实证之鼻出血。

用药　大黄、栀子、黄连、肉桂、醋各适量。

制法　将前4味药一起研成细末，用醋调拌成饼。

选穴

涌泉　在足底部，足前部凹陷中，约足底第二、第三趾蹼缘与足跟连线的前1/3与后2/3交点凹陷中。

用法　将药饼敷贴在涌泉穴上，用纱布覆盖，胶布固定，待干后更换。

处方四：栀子止血糊

主治　吐血。

用药　栀子100克，郁金、白芷各6克，大黄16克，韭菜汁适量。

制法　将前4味药一同研成细粉末，加入韭菜汁，调和均匀成糊。

选穴

膻中　在胸部，前正中线上，平第四肋间隙，两乳头连线的中点。

上星　囟会穴前1寸或前发际正中直上1寸。

中脘　在上腹部，前正中线上，脐中上4寸。

用法　将药糊敷贴在膻中、上星、中脘穴上，用纱布覆盖，胶布固定，等药糊干后更换。

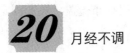 月经不调

处方一：调经膏

主治　月经不调伴有肝火上炎者。

用药　玄参、生地黄、红花、白芷、柴胡、当归、赤芍、肉桂、香附各64克，芝麻油、黄丹各适量。

制法　将前9味药共研细末，用芝麻油熬好后，黄丹收膏。

选穴

三阴交　在小腿内侧，足内踝尖上3寸，胫骨内侧缘后方。

关元　在下腹部，前正中线上，脐中下3寸。

百会　后发际正中直上7寸，或头部正中线与两耳尖连线的交点处。

血海　屈膝，在大腿内侧，髌底内侧端上2寸，股四头肌内侧头的隆起处。

太溪　在足内侧，内踝后方，内踝尖与跟腱之间的凹陷中。

足三里　在小腿前外侧，犊鼻穴下3寸，距胫骨前缘一横指。

用法　将调好的药膏敷贴在穴位上，用纱布覆盖，胶布固定，每日1次，每次3～5小时，2周为1个疗程。连治3～5个疗程。

处方二：香附散

主治　月经不调伴有食欲不好，经少色淡者。

用药　香附20克，牡蛎、白芍、三棱、木通各10克，鸡血藤20克，牛膝10克，益母草60克，艾叶10克，凡士林适量。

制法　将前9味药共研细末，用凡士林搅拌均匀为膏。

选穴

三阴交　在小腿内侧，足内踝尖上3寸，胫骨内侧缘后方。

关元　在下腹部，前正中线上，脐中下3寸。

足三里　在小腿前外侧，犊鼻穴下3寸，距胫骨前缘一横指。

用法　将调好的药敷贴在穴位上，外覆塑料纸，胶布固定，每天1次，每次6～12小时。

处方三：益母草散

主治　月经不调伴有下腹痛，平日急躁易生气者。

用药　益母草60克，夏枯草30克。

制法　将上述药物捣烂搅拌均匀。

选穴

关元 在下腹部，前正中线上，脐中下3寸。

神阙 位于肚脐正中央。

用法 将药物炒热敷贴关元、神阙穴上，用纱布覆盖，胶布固定，每天1次，注意药温不能太高，以免烫伤。

处方四：清热生津散

主治 月经量多或提前，伴有口干舌燥，口中有异常气味者。

用药 大黄128克，玄参、生地黄、当归、赤芍、白芷、肉桂各64克，芝麻油1000克，黄丹448克。

制法 将前7味药用芝麻油熬好后，去掉药渣，加入黄丹搅拌均匀。

选穴

关元 在下腹部，前正中线上，脐中下3寸。

用法 将调好的药物敷贴于关元穴及其周围，用纱布覆盖，胶布固定，每日1次。

 21 崩漏

处方一：理中散

主治 阴道持续流血，伴有食欲差，身上无力者。

用药 党参、干姜、白术、甘草各50克，硫黄10克。

制法 将党参、干姜、白术、甘草共捣碎研末，加入硫黄搅拌均匀。

选穴

神阙 位于肚脐正中央。

用法 将调好的药物敷贴神阙穴，用纱布覆盖，胶布固定，3天1次。

处方二：艾叶止血散

主治 崩漏伴有身体怕冷，身上发紧者。

用药 艾叶、食盐各等量，醋适量。

制法 将艾叶研末，加入食盐、醋调拌均匀。

选穴

神阙　位于肚脐正中央。

用法　将调好的药物炒热装入布袋中，趁热敷贴在神阙穴上，外用纱布固定，每天1次，直到经血止住。

处方三：地榆膏

主治　出血量多不止者。

用药　生地榆50克，生地黄炭、花蕊石各9克，当归15克，陈醋适量。

制法　将前4味药共同研为细末，加入陈醋调拌均匀成膏状。

选穴

中极　在下腹部，前正中线上，脐中下4寸。

神阙　位于肚脐正中央。

用法　每次取调好的药膏20克分别敷贴在中极和神阙穴上，用纱布覆盖，胶布固定，每天1次，直到经血止住。

 子宫肌瘤

处方：赤仁红花糊

主治　子宫肌瘤，伴有像针扎一样的腹痛。

用药　赤芍、桃仁各15克，川芎12克，红花10克，醋适量。

制法　将前4味药共研成细末，用醋调拌成湿糊状。

选穴

中极　在下腹部，前正中线上，脐中下4寸。

关元　在下腹部，前正中线上，脐中下3寸。

用法　将调好的药糊敷贴在穴位上，用纱布覆盖，胶布固定，每天1次，每次2～3小时，连用1～3个月。

 闭经

处方一：杜仲散

主治　肝肾阴亏引起的闭经，即常感觉腰酸背痛，腿软走不动路。

用药　杜仲、续断、桑寄生、阿胶各32克，熟地黄54克，蚕沙32克，芝麻油750克，黄丹380克。

制法　将前6味药物共同研成细末，用芝麻油熬好后，再加入黄丹搅匀即成。

选穴

关元　在下腹部，前正中线上，脐中下3寸。

归来　在下腹部，脐中下4寸，前正中线旁开2寸。

三阴交　在小腿内侧，足内踝尖上3寸，胫骨内侧缘后方。

肝俞　在背部，第九胸椎棘突下，后正中线旁开1.5寸。

脾俞　在背部，第十一胸椎棘突下，后正中线旁开1.5寸。

用法　将调好的药物涂在胶布上趁热敷贴在穴位上，每天1次，每次2～3小时，连续1～2个月为1个疗程。

处方二：活血散

主治　瘀血内阻引起的闭经，即舌头上有紫色斑点者。

用药　红花64克，熟地黄、赤芍、炒莪术、当归、炒蒲黄、干姜各32克，芝麻油、黄丹各适量。

制法　将前7味药物共同研成细末，用芝麻油熬好后，再加入黄丹制成。

选穴

关元　在下腹部，前正中线上，脐中下3寸。

中极　在下腹部，前正中线上，脐中下4寸。

气海　在下腹部，前正中线上，脐中下1.5寸。

肝俞　在背部，第九胸椎棘突下，后正中线旁开1.5寸。

脾俞　在背部，第十一胸椎棘突下，后正中线旁开1.5寸。

用法　将调好的药物敷贴在穴位处，用纱布覆盖，胶布固定，每天1次，每次2～3小时，连用1～2个月。

处方三：疏肝散

主治　肝气郁结引起的闭经，即平时容易着急生气者。

用药　柴胡、白术、白芍、当归、川芎、桃仁、茯苓各10克，薄荷、三棱各5克，牛膝20克，香附10克，凡士林适量。

制法　将前11味药共研细末，调拌凡士林制成膏状。

选穴

关元　在下腹部，前正中线上，脐中下3寸。

三阴交　在小腿内侧，足内踝尖上3寸，胫骨内侧缘后方。

用法　将调好的药物敷贴于穴位上，外覆塑料纸，胶布固定，隔日1次。

处方四：山甲散

主治　闭经兼有瘀血严重者。

用药　丹参30克，穿山甲5克，醋、酒各等量。

制法　将前2味药共研细末，加入等量的醋、酒，调拌均匀。

选穴

神阙　位于肚脐正中央。

用法　每次取调好的药物10～15克，敷贴在神阙穴上，用纱布覆盖，胶布固定，每日1次，5次为1个疗程。

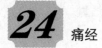

24 痛经

处方一：当归散

主治　痛经兼有瘀血者。

用药　当归64克，川芎32克，桃仁、红花、五灵脂、肉桂、香附各15克，芝麻油、黄丹各适量。

制法　将前7味药物共同研成细末，用芝麻油熬好后，再加入黄丹制成。

选穴

关元　在下腹部，前正中线上，脐中下3寸。

水道　在下腹部，脐中下3寸，前正中线旁开2寸。

归来　在下腹部，脐中下4寸，前正中线旁开2寸。

曲骨　在下腹部，前正中线上，耻骨联合上缘中点处。

三阴交　在小腿内侧，足内踝尖上3寸，胫骨内侧缘后方。

用法　将调好的药物趁热敷贴在穴位上，用纱布覆盖，胶布固定，每天

1次，每次2～4小时，连用20～30天。

处方二：黄芪散

主治 痛经伴有气虚，身上没劲儿者。

用药 生地黄128克，当归、炒黄芩各32克，白术18克，赤芍、黄芪各15克，甘草10克，芝麻油、黄丹各适量。

制法 将前7味药共同研成细末，用芝麻油熬好后，再加入黄丹制成。

选穴

关元 在下腹部，前正中线上，脐中下3寸。

血海 屈膝，在大腿内侧，髌底内侧端上2寸，股四头肌内侧头的隆起处。

三阴交 在小腿内侧，足内踝尖上3寸，胫骨内侧缘后方。

用法 将调好的药敷贴在穴位上，用纱布覆盖，胶布固定，每天1次，每次2～4小时，连用20～30天。

处方三：温经散

主治 痛经伴有身上发冷，疼痛得热可以缓解者。

用药 肉桂10克，吴茱萸、小茴香各20克，白酒适量。

制法 将前3味药研为细末，用白酒调成糊状。

选穴

关元 在下腹部，前正中线上，脐中下3寸。

三阴交 在小腿内侧，足内踝尖上3寸，胫骨内侧缘后方。

归来 在下腹部，脐中下4寸，前正中线旁开2寸。

用法 将调好的药物加热敷贴在穴位上，用纱布覆盖，胶布固定，每天1次，经前连用3天，适用于寒凝血瘀型痛经。

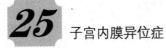 **25** 子宫内膜异位症

处方：止痛膏

主治 痛经伴有体虚，疼痛绵绵者。

用药 当归64克，党参、白术、熟地黄、川芎、炒蒲黄各32克，陈皮、柴胡各15克，乌梅、炮姜各10克，芝麻油、黄丹各适量。

制法 将前 10 味药物共同研成细末，用芝麻油熬好后，再加入黄丹制成膏状。

选穴

中脘 在上腹部，前正中线上，脐中上 4 寸。

气海 在下腹部，前正中线上，脐中下 1.5 寸。

阳池 在腕背横纹中，指伸肌腱的尺侧凹陷中。

肾俞 在腰部，第二腰椎棘突下，后正中线旁开 1.5 寸。

三阴交 在小腿内侧，足内踝尖上 3 寸，胫骨内侧缘后方。

大敦 在蹬趾末节外侧趾甲角旁约 0.1 寸。

用法 将调好的药物趁热敷贴在穴位上，用纱布覆盖，胶布固定，每天 1 次，每次 2～4 小时，连用 1～2 个月。

 慢性盆腔炎

处方：温经膏

主治 慢性盆腔炎伴有怕冷，遇冷疼痛加重者。

用药 花椒、乌药、小茴香、没药、降香末各等份，醋适量。

制法 将前 5 味药共研成细粉，用醋调拌均匀，成湿糊状。

选穴

中极 在下腹部，前正中线上，脐中下 4 寸。

气海 在下腹部，前正中线上，脐中下 1.5 寸。

神阙 位于肚脐正中央。

大肠俞 在腰部，第四腰椎棘突下，后正中线旁开 1.5 寸。

用法 将调好的药物敷贴在穴位上，用纱布覆盖，胶布固定，每天 1 次，每次 2～4 小时，连用 7～10 天为 1 个疗程。可连用 3～10 个疗程。

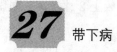 带下病

处方：清热解毒散

主治 带下病伴有口臭，身上发热者。

用药　苍术、黄柏各64克，苦参32克，白芍12克，赤芍、桃仁、茯苓各20克，芝麻油、黄丹各适量。

制法　将前7味药共同研成细末，用芝麻油熬，再加入黄丹制成膏状。

选穴

关元　在下腹部，前正中线上，脐中下3寸。

中极　在下腹部，前正中线上，脐中下4寸。

三阴交　在小腿内侧，足内踝尖上3寸，胫骨内侧缘后方。

阴陵泉　在小腿内侧，胫骨内侧后下方凹陷中。

地机　阴陵泉下3寸。

足三里　在小腿前外侧，犊鼻穴下3寸，距胫骨前缘一横指。

用法　将调好的药物敷贴在穴位上，用纱布覆盖，胶布固定，每天1次，每次2～5小时，连用10天。

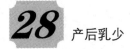 **28** 产后乳少

处方：王不留行散

主治　产后少乳，伴有肝气不舒者。

用药　王不留行128克，穿山甲30克，路路通60克，芝麻油、黄丹各适量。

制法　将前3味药物共同研成细末，用芝麻油熬好后，再加入黄丹制成膏状。

选穴

关元　在下腹部，前正中线上，脐中下3寸。

中极　在下腹部，前正中线上，脐中下4寸。

三阴交　在小腿内侧，足内踝尖上3寸，胫骨内侧缘后方。

乳根　在胸部，乳头直下，乳房根部，第五肋间隙，前正中线旁开4寸。

内关　在前臂掌侧，曲泽与大陵的连线上，腕横纹上2寸，掌长肌腱与桡侧腕屈肌腱之间。

少泽　在手小指末节尺侧。

脾俞　在背部，第十一胸椎棘突下，后正中线旁开1.5寸。

足三里　在小腿前外侧，犊鼻穴下 3 寸，距胫骨前缘一横指。

太冲　在足背侧，第一、第二跖骨结合部前方凹陷中。

用法　将调好的药物敷贴在穴位上，用纱布覆盖，胶布固定，每天 1 次，每次 3 ～ 5 小时，连用 1 周。

29 阴痒

处方：青黛散

主治　阴痒伴有口干想喝水，面红有热者。

用药　青黛 20 克，石膏 15 克，滑石 10 克，黄柏 25 克，芝麻油或凡士林适量。

制法　将前 4 味药物研成细末，加入芝麻油或者凡士林调拌均匀。

选穴

关元　在下腹部，前正中线上，脐中下 3 寸。

血海　屈膝，在大腿内侧，髌底内侧端上 2 寸，股四头肌内侧头的隆起处。

蠡沟　小腿内侧，足内踝尖上 5 寸，胫骨内侧面中央。

用法　将调好的药物敷贴在穴位上，用纱布覆盖，胶布固定，每天 1 次。

30 产后腹痛

处方一：当归散

主治　产后腹痛伴有头晕血虚者。

用药　当归 20 克，生姜、川芎、桃仁各 10 克，乳香、桂枝、牛膝各 20 克，延胡索 10 克，凡士林适量。

制法　将前 8 味药物共研细末或煎后取汁，用凡士林调匀。

选穴

关元　在下腹部，前正中线上，脐中下 3 寸。

气海　在下腹部，前正中线上，脐中下 1.5 寸。

中极　在下腹部，前正中线上，脐中下 4 寸。

用法　将调好的药物敷贴在穴位上，用纱布覆盖，胶布固定，3 天 1 次。

处方二：葱姜温中散

主治 产后腹痛伴有怕冷，腹部得热后疼痛减轻者。

用药 葱白 60 克，姜叶 10 克，细辛 4 克，猪牙皂 3 克，鸡蛋清 1 个。

制法 将前 4 味药混合捣烂。用鸡蛋清调拌均匀。

选穴

天枢 在腹中部，脐中旁开 2 寸。

气海 在下腹部，前正中线上，脐中下 1.5 寸。

用法 将调好的药物敷贴于气海、天枢穴上，然后用温和灸法。

31 不孕

处方一：菟丝散

主治 长时间不能怀孕且常伴有腹中气滞者。

用药 延胡索 10 克，菟丝子 20 克，五加皮、乳香各 10 克，川芎 20 克，白芍、杜仲各 10 克，女贞子 20 克，凡士林适量。

制法 将前 8 味药研成细末，加入凡士林调拌均匀。

选穴

关元 在下腹部，前正中线上，脐中下 3 寸。

三阴交 在小腿内侧，足内踝尖上 3 寸，胫骨内侧缘后方。

用法 将调好的药物敷贴在穴位上，用纱布覆盖，胶布固定，每日 1 次。

处方二：附子温中散

主治 虚寒性不孕者。

用药 炮附子、巴戟天、肉苁蓉、当归、穿山甲、山茱萸、川芎、胡芦巴、干姜、细辛、黄芪、肉桂、红花、延胡索、石莲子、白术、熟地黄、牡丹皮、补骨脂、木鳖子、菟丝子、血竭、龙骨、鳖甲各 6 克，麝香 0.6 克，铅丹适量，芝麻油 250 克。

制法 将前 25 味药研成细末，加入铅丹、芝麻油调拌均匀。

选穴

肾俞 在腰部，第二腰椎棘突下，后正中线旁开 1.5 寸。

神阙　位于肚脐正中央。

用法　于经期过后 2～3 天，将调好的药敷贴于神阙和双侧肾俞穴上，用纱布覆盖，胶布固定，每日 1 次。

 **更年期综合征**

处方：灵脂散

主治　各型的更年期综合征。

用药　菟丝子、巴戟天各 100 克，熟地黄、牛膝、肉苁蓉、附子、鹿茸、党参、远志、茯神、黄芪、山药、当归、龙骨、五味子各 60 克，芝麻油、黄丹各适量。

制法　将前 15 味药共同研成细末，用芝麻油熬好后，再加入黄丹制成。

选穴

肾俞　在腰部，第二腰椎棘突下，后正中线旁开 1.5 寸。

关元　在下腹部，前正中线上，脐中下 3 寸。

气海　在下腹部，前正中线上，脐中下 1.5 寸。

足三里　在小腿前外侧，犊鼻穴下 3 寸，距胫骨前缘一横指。

三阴交　在小腿内侧，足内踝尖上 3 寸，胫骨内侧缘后方。

曲骨　在下腹部，前正中线上，耻骨联合上缘中点处。

用法　将调好的药物敷贴在穴位上，用纱布覆盖，胶布固定，每天 1 次，每次 2～5 小时，以 15～30 天为 1 个疗程，连用 3～6 个疗程。

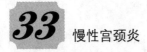 **慢性宫颈炎**

处方：茴香散

主治　慢性宫颈炎偏于寒象较重者。

用药　花椒、八角茴香、香附、广木香、乌药各等份，高粱酒适量。

制法　将前 5 味药物共研细末，加入高粱酒调拌成稠糊状。

选穴

关元　在下腹部，前正中线上，脐中下 3 寸。

气海 在下腹部，前正中线上，脐中下 1.5 寸。

归来 在下腹部，脐中下 4 寸，前正中线旁开 2 寸。

三阴交 在小腿内侧，足内踝尖上 3 寸，胫骨内侧缘后方。

血海 屈膝，在大腿内侧，髌底内侧端上 2 寸，股四头肌内侧头的隆起处。

用法 将调好的药物敷贴在穴位上，并且用纱布覆盖，胶布固定，每天 1 次，每次 2 ～ 5 小时，连用 10 ～ 15 天为 1 个疗程。可敷贴 3 ～ 5 个疗程。

 尿频

处方：温脾膏

主治 小便次数增多，但尿量可能正常，也可能增多或减少。

用药 丁香、肉桂各等份，酒适量。

制法 将丁香、肉桂共研细末。加入酒调拌成膏状。

选穴

神阙 位于肚脐正中央。

用法 将调好的药物敷贴在神阙穴上，用纱布覆盖，胶布固定，10 天为 1 个疗程。

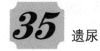 **遗尿**

处方：葱黄膏

主治 遗尿症遇冷加重者。

用药 硫黄 20 克，大葱 120 克。

制法 先把硫黄研为细末，再和大葱共捣成泥烘热。

选穴

神阙 位于肚脐正中央。

用法 将调好的药物晚上敷贴在神阙穴及下腹部，外用热水袋热敷。翌晨去掉，连用 10 余次。

 水肿

处方一：消肿散

主治　水肿偏于热重者。

用药　胆矾6克，大黄10克，麝香0.9克，白酒120毫升，猪膀胱1个。

制法　麝香研末；胆矾、大黄研为细末和白酒调匀为糊。

选穴

神阙　位于肚脐正中央。

用法　麝香末放在神阙穴上，外用纱布覆盖，胶布固定；再把胆矾、大黄和白酒调匀的糊，倒入猪膀胱内，扎口，敷于神阙穴上，外盖塑料薄膜，用布带捆住。

处方二：蓖麻膏

主治　水肿伴有大便不畅者。

用药　蓖麻子50粒，薤白3～5个。

制法　将上药共同捣烂调匀。

选穴

涌泉　在足底部，足前部凹陷中，约足底第二、第三趾蹼缘与足跟连线的前1/3与后2/3交点凹陷中。

用法　将调好的药物敷贴在涌泉穴上，用纱布覆盖，胶布固定，每日1次，连用数日。

处方三：猪苓消肿膏

主治　水肿伴有口干舌燥者。

用药　地龙、猪苓（去皮）、朱砂各50克，葱汁适量。

制法　将前3味药共同研为细末，加入葱汁调拌均匀制成膏状。

选穴

中极　在下腹部，前正中线上，脐中下4寸。

用法　取适量调好的药物敷贴在中极穴上，用纱布覆盖，胶布固定，每日2次。

痛风

处方：芪参归附膏

主治 气血虚型痛风。

用药 黄芪、党参、熟地黄、当归、续断、制附子、肉桂、川牛膝、徐长卿各 15 克，芝麻油适量。

制法 将前 9 味药物一同研成细末，过筛，用芝麻油熬膏。

选穴

阿是穴 以压痛点或其他反应点作为穴位。

用法 将调好的药物敷贴在阿是穴上，用纱布覆盖，胶布固定，每天 1～2 次。

 男性不育

处方：补脾益肾膏

主治 男子因脾肾虚弱而造成的不育者。

用药 熟地黄、山药、茯神、巴戟天各 90 克，淫羊藿、泽泻、山茱萸、牛膝、牡丹皮、黄连、生甘草、龟板、枸杞子、鹿角各 30 克，芝麻油适量。

制法 将前 14 味药一同研成细末，过筛，用芝麻油熬膏。

选穴

命门 在腰部，后正中线上，第二腰椎棘突下凹陷中。

关元 在下腹部，前正中线上，脐中下 3 寸。

肾俞 在腰部，第二腰椎棘突下，后正中线旁开 1.5 寸。

用法 每次任选 2 个穴位敷贴。每天 1 次，7 天为 1 个疗程，休息 5 天，再进行第二个疗程。

39 阳痿

处方一：茴香膏

主治 阳痿属命门火衰，常伴有腰痛，遇冷加重者。

用药　小茴香、炮姜各5克，食盐、人乳汁各少许。

制法　先将小茴香和炮姜研末，加入食盐、人乳汁（蜂蜜或鸡血可代之）调和成膏。

选穴

神阙　位于肚脐正中央。

用法　将调好的药物敷贴于神阙穴，外盖塑料膜，胶布固定，6天1次。

处方二：菟丝糊

主治　阳痿属肾虚，常伴有遗精盗汗者。

用药　蛇床子、菟丝子末各15克，米酒适量。

制法　将前2味药共同研为细末，用米酒调拌均匀，制成糊状。

选穴

神阙　位于肚脐正中央。

用法　取药糊敷贴在神阙穴上，用纱布覆盖，胶布固定，每次1小时，每天1次。

处方三：蟾麝丸

主治　阳痿属气滞血虚，常伴有腰间胀痛感者。

用药　急性子15克，罂粟壳10克，蟾酥3克，麝香0.5克，葱白、白酒各适量。

制法　将前3味药共同研为细末，加入麝香，再研制极细末，滴水调和制成药丸1粒，用葱白捣烂，包裹好，外面用湿纸再包裹一层，放炭火中煨3～5分钟，取出换纸，再包裹再煨，如此反复7次。去掉纸和葱制成小药丸，备用。

选穴

神阙　位于肚脐正中央。

曲骨　在下腹部，前正中线上，耻骨联合上缘中点处。

用法　在睡前取3粒小药丸，用白酒化开，敷贴在神阙、曲骨穴及阴茎头上，用纱布覆盖，胶布固定，每晚1次。

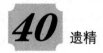 **遗精**

处方一：五倍膏

主治 肾阳虚衰，常伴有腰部酸冷者。

用药 五倍子（有的加小茴香）适量。

制法 将五倍子研为细末，用开水调成膏。

选穴

神阙 位于肚脐正中央。

用法 将调好的药物敷贴在神阙穴上，用纱布覆盖，胶布固定，每晚1次。

处方二：五倍白芷膏

主治 肾阳虚衰兼有脾阳虚，常有食欲不振，不敢吃生冷食物者。

用药 五倍子10克，白芷5克，醋适量。

制法 将五倍子、白芷共焙脆研为极细粉末，用等量的醋和水调成膏状。

选穴

神阙 位于肚脐正中央。

用法 临睡前将调好的药物敷贴于神阙穴，用纱布覆盖，胶布固定，每晚1次。

处方三：止遗膏

主治 梦遗属虚火上炎，伴有夜间梦多者。

用药 生地黄、白芍、川芎、当归、黄柏（酒炒）、知母（蜜炒）、黄连（姜汁炒）、栀子、炮姜、山茱萸、煅牡蛎各等份，芝麻油、黄丹各适量。

制法 将前11味药共研细末，用芝麻油熬好后，黄丹收膏。

选穴

肾俞 在腰部，第二腰椎棘突下，后正中线旁开1.5寸。

用法 用时取药膏敷贴在肾俞穴上，用纱布覆盖，胶布固定，每晚1次。

处方四：菟丝止遗膏

主治 梦遗属血虚，伴有心悸、头昏头晕、精神不振、耳鸣者。

用药 菟丝子、白茯苓、韭菜子、龙骨各等量，芝麻油、黄丹各适量。

制法 将前4味药共研细末，用芝麻油熬好后，黄丹收膏。

选穴

肾俞 在腰部，第二腰椎棘突下，后正中线旁开1.5寸。

用法 将调好的药物敷贴在双侧肾俞穴上，用纱布覆盖，胶布固定，每晚1次。

处方五：丁香止遗膏

主治 梦遗属气虚，伴有形体瘦弱，腰膝酸软者。

用药 胡椒、硫黄、母丁香各18克，麝香5克（或者公丁香），蒜头、杏仁、朱砂各少许。

制法 先将前3味药共研细末，加入麝香调拌均匀，再加入蒜头、杏仁共同捣烂为丸，外加朱砂调为膏状。

选穴

神阙 位于肚脐正中央。

用法 将调好的药物敷贴在神阙穴上，用纱布覆盖，胶布固定，每天1次。

 中风

处方一：山甲活血饼

主治 中风属气滞血瘀者。

用药 穿山甲、川乌、海蛤壳各60克，葱汁适量。

制法 将前3味药共研细末，用时取适量药末，加入葱汁，制成约2分钱硬币大的圆饼。

选穴

涌泉 在足底部，足前部凹陷中，约足底第二、第三趾蹼缘与足跟连线的前1/3与后2/3交点凹陷中。

阳陵泉 在小腿外侧，腓骨小头前下方凹陷中。

曲池 屈肘时有肘横纹，在肘横纹外侧端。

用法 将调好的药物敷贴于涌泉、阳陵泉、曲池穴上，用纱布覆盖，胶布固定。

处方二：黄芪散

主治 中风属气虚伴有热者。

用药 天南星12克，雄黄6克，黄芪12克，胡椒3克。

制法 将上药共研细末，用水调敷。

选穴

神阙 位于肚脐正中央。

用法 将调好的药物敷贴于神阙穴，用纱布覆盖，胶布固定。每天1次。

处方三：黄芪蔓荆饼

主治 中风属气虚伴有气滞者。

用药 蔓荆子、黄芪、马钱子各12克。

制法 将上药共研细末，用水调制成饼状。

选穴

大椎 在后正中线上，第七颈椎棘突下凹陷中。

太阳 眼外侧凹陷中。

劳宫 在手掌心，第二、第三掌骨之间偏于第三掌骨，握拳屈指时中指尖处。

涌泉 在足底部，足前部凹陷中，约足底第二、第三趾蹼缘与足跟连线的前1/3与后2/3交点凹陷中。

太冲 在足背侧，第一、第二跖骨结合部前方凹陷中。

用法 将调好的药物敷贴于大椎、太阳、劳宫、涌泉、太冲穴上，用纱布覆盖，胶布固定。每天1次。

42 面瘫

处方一：蜂房膏

主治 感受风热而引起的面瘫者。

用药 冰片3克，蓖麻子10粒，葱5克，露蜂房6克，全蝎3克。

制法 将上述药物共同捣烂如泥。

选穴

下关 在面部耳前方，颧弓与下颌中间的凹陷中。

用法 将调好的药物敷贴于患侧下关穴上，外敷塑料薄膜，胶布固定。每天1次，每次20～24小时。

处方二：白芥膏

主治 面瘫以气滞湿邪为主者。

用药 白芥子或黄芥子5～10克。

制法 将上药研为细末，用水调成糊状。

选穴

地仓 在面部，口角外侧，眼珠正下方。

下关 在面部耳前方，颧弓与下颌中间的凹陷中。

颊车 上下齿用力咬紧，在咬肌隆起的最高点。

阳白 在前额部，当瞳孔直上，眉上1寸。

太阳 眼外侧凹陷中。

用法 将调好的药物敷贴于地仓、下关、颊车、阳白、太阳穴上，用纱布覆盖，胶布固定，24小时后取下。

处方三：白芷散

主治 面瘫因感受风寒之邪引起者。

用药 白芷、马钱子各等份，再加入1/10的冰片。

制法 将上药共研细末，用水调成糊状。

选穴

下关 在面部耳前方，颧弓与下颌中间的凹陷中。

用法 将调好的药物敷贴于患侧下关穴上，伤湿止痛膏固定，5天1次。

处方四：巴豆散

主治 面瘫因感受风寒之邪引起者。

用药 陈巴豆12克（1～2年内为佳）。

制法 去壳后将巴豆肉捣烂如泥，捏成饼状。

选穴

劳宫 在手掌心，第二、第三掌骨之间偏于第三掌骨，握拳屈指时中指尖处。

用法 将调好的药物放在患者手心劳宫穴上，外盖塑料膜，膜上垫团棉球呈凹状，再用绷带固定，24 小时后将巴豆饼上下翻转，再敷贴 24 小时，然后将巴豆饼取下捣烂再做成饼状，如此敷贴，共 3 天。

 面痛（三叉神经痛）

处方：地龙散

主治 面痛以风寒侵袭者。

用药 地龙 5 条，全蝎 20 个，路路通 10 克，生胆南星、生半夏各 50 克，白附子 60 克，细辛 5 克，面粉、白酒各适量。

制法 将前 7 味药共研为细末，加一半面粉，用白酒调糊，制成饼状。

选穴

太阳 眼外侧凹陷中。

下关 在面部耳前方，颧弓与下颌中间的凹陷中。

用法 将调好的药物敷于太阳、下关穴上，用纱布覆盖，胶布固定，每天 1 次。

 痹症

处方：菖蒲散

主治 痹症以寒证为主者。

用药 菖蒲 120 克，干姜粉 12 克，樟脑 90 克，松香 300 克。

制法 先将松香烊化，加入研细末的樟脑，后入研细末的菖蒲及干姜粉，搅拌均匀涂在布上，制成膏药。

选穴

阿是穴 以压痛点或其他反应点作为穴位。

用法 将膏药烘软揭开，贴于阿是穴上，每天在膏药处热敷 1 次，3 天 1 次。

45 流行性腮腺炎

处方一：吴茱萸肉桂散

主治　流行性腮腺炎。

用药　吴茱萸20克，肉桂2克，醋适量。

制法　将前2味药研成细粉末后，用醋调均匀，分成2块，拍成饼状。

选穴

涌泉　在足底部，足前部凹陷中，约足底第二、第三趾蹼缘与足跟连线的前1/3与后2/3交点凹陷中。

用法　在晚上睡觉之前分别贴在两侧涌泉穴上，外面用青菜叶或树叶包裹，最后用纱布固定好，翌晨去掉。

处方二：虎杖散

主治　流行性腮腺炎。

用药　吴茱萸9克，虎杖5克，紫花地丁6克，胆南星3克，醋适量。

制法　将前4味药研成细粉末，取6～15克药粉，加醋调成糊状。

选穴

涌泉　在足底部，足前部凹陷中，约足底第二、第三趾蹼缘与足跟连线的前1/3与后2/3交点凹陷中。

用法　将调好的药糊敷贴在涌泉穴上，盖上塑料膜，再加纱布，用胶布固定好。

46 小儿口疮

处方一：细辛散

主治　上火引起的口疮。

用药　细辛6克，米醋适量。

制法　把细辛研成细粉末，分成5包。

选穴

神阙　位于肚脐正中央。

用法　每次用 1 包，用米醋调成糊状，敷贴在神阙穴上，纱布覆盖，胶布固定，每天 1 次，连用 4～5 天。

处方二：三子膏

主治　口疮火盛。

用药　莱菔子、白芥子、地肤子各 10 克，米醋适量。

制法　将前 3 味药放在锅里面用小火炒至表面微黄，然后一起研成细粉末。

选穴

涌泉　在足底部，足前部凹陷中，约足底第二、第三趾蹼缘与足跟连线的前 1/3 与后 2/3 交点凹陷中。

用法　把米醋煮沸后，冷却到温热的时候，和药末一起调成糊状，把药糊涂在直径 2 厘米大小的纱布或者白布上面，厚约 2 毫米，直径 1 厘米。贴在患儿两侧的涌泉穴上，最后用胶布固定好。每天 1 次。

处方三：吴茱萸敷穴法

主治　肝火亢盛引起的口疮。

用药　吴茱萸 25 克，醋适量。

制法　把吴茱萸研成细粉末，用醋调均匀。

选穴

涌泉　在足底部，足前部凹陷中，约足底第二、第三趾蹼缘与足跟连线的前 1/3 与后 2/3 交点凹陷中。

用法　每天晚上睡觉之前敷在涌泉穴上，用纱布包扎好，第二天早晨取下。

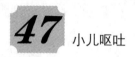 **47** 小儿呕吐

处方一：白矾散

主治　食滞而引起的呕吐。

用药　白矾 15 克，米饭适量。

制法　把白矾研成细粉末，加入米饭做成饼状。

选穴

中脘 在上腹部，前正中线上，脐中上 4 寸。

涌泉 在足底部，足前部凹陷中，约足底第二、第三趾蹼缘与足跟连线的前 1/3 与后 2/3 交点凹陷中。

神阙 位于肚脐正中央。

用法 将做成的药饼，敷贴在穴位上，用纱布覆盖，胶布固定。

处方二：地龙膏

主治 气滞而引起的呕吐。

用药 鲜地龙数条，米饭适量。

制法 把鲜地龙捣烂。

选穴

涌泉 在足底部，足前部凹陷中，约足底第二、第三趾蹼缘与足跟连线的前 1/3 与后 2/3 交点凹陷中。

用法 将捣烂的鲜地龙和米饭做成饼，敷在两足涌泉穴上，用纱布覆盖，胶布固定，每天 1 次。

处方三：麻仁膏（1）

主治 热盛而引起的呕吐，伴有大便干燥。

用药 蓖麻子 30 克。

制法 把蓖麻子捣烂成泥状。

选穴

涌泉 在足底部，足前部凹陷中，约足底第二、第三趾蹼缘与足跟连线的前 1/3 与后 2/3 交点凹陷中。

用法 将调好的药物直接敷贴在两足涌泉穴上，外面用纱布包扎好，每天 1 次。

处方四：麻仁膏（2）

主治 夏天炎热而引起的呕吐。

用药 绿豆 30 克，鸡蛋清适量。

制法 把绿豆研成细粉末，加入鸡蛋清调匀。

选穴

涌泉　在足底部，足前部凹陷中，约足底第二、第三趾蹼缘与足跟连线的前 1/3 与后 2/3 交点凹陷中。

用法　将调好的药物直接敷贴在两足涌泉穴上，外面用纱布包扎好，每天 1 次。

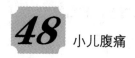

小儿腹痛

处方一：茴香散

主治　寒凝气滞而引起的腹痛。

用药　小茴香、吴茱萸各 6 克，酒少许。

制法　把小茴香、吴茱萸研成细粉末，用酒炒热。

选穴

神阙　位于肚脐正中央。

用法　将调好的药物敷贴在神阙穴上，用纱布覆盖，胶布固定。

处方二：葱白膏

主治　寒凝而引起的腹痛，腹部得热后疼痛能够缓解。

用药　淡豆豉、生姜、葱白各等份，食盐适量。

制法　把前 3 味药一起捣烂，和食盐搅匀后炒热。

选穴

神阙　位于肚脐正中央。

用法　将炒热的药物敷贴在神阙穴上，用纱布覆盖，胶布固定，每天 2 ～ 3 次。

处方三：苦瓜藤膏

主治　热而引起的腹痛，常伴有大便干燥者。

用药　苦瓜藤叶 10 片，芝麻油少许。

制法　把苦瓜藤叶洗干净捣烂，加少许芝麻油调均匀。

选穴

阿是穴　以压痛点或其他反应点作为穴位。

用法　将调好的药物敷贴在阿是穴上，外面用纱布包扎好。

处方四：栀子仁膏

主治　大热而引起的腹痛，伴有面红、口渴、大便干燥者。

用药　栀子20粒，芫荽（香菜）30克，芝麻油少许。

制法　把前2味药洗干净捣烂，加少许芝麻油调均匀。

选穴

阿是穴　以压痛点或其他反应点作为穴位。

用法　将调好的药物敷贴在阿是穴上，外面用纱布包扎好。

 小儿泄泻

处方一：干姜吴茱萸膏

主治　受寒后引起的泄泻，泻下清稀，没什么气味。

用药　炒五倍子、干姜各10克，吴茱萸、公丁香、花椒、广木香各5克，醋适量或酒适量。

制法　把前6味药研成细粉末后，用醋或酒把粉末调成饼状。

选穴

神阙　位于肚脐正中央。

用法　将调好的药物敷贴在神阙穴上，最后用伤湿止痛膏固定好，每天1次，每次20～24小时。

处方二：五倍子散

主治　小儿迁延性泄泻。

用药　五倍子9克，生姜、吴茱萸各6克，白胡椒7粒，葱白1段，醋200毫升。

制法　将前4味药研成细粉末，再用葱白捣烂成泥，然后加醋调成糊状备用。

选穴

神阙　位于肚脐正中央。

用法　将调好的药糊敷贴在神阙穴上，用纱布包好，每天1次。

50 小儿便秘

处方：大黄粉

主治 受热而引起的大便干燥，排出不畅。

用药 大黄粉10克，白酒适量。

制法 将大黄粉中加入白酒调成糊状。

选穴

神阙 位于肚脐正中央。

用法 将调好的药物敷贴在患儿的神阙穴上，用纱布覆盖，胶布固定后，再用热水袋热敷10分钟左右，每天1次。

51 小儿厌食

处方：香砂陈术饼

主治 脘腹胀满，纳呆厌食。

用药 木香、砂仁各3克，陈皮5克，桂枝、苍术各9克，冰片5克，酒适量。

制法 把前6味药研成细粉末，用酒调成饼状。

选穴

神阙 位于肚脐正中央。

中脘 在上腹部，前正中线上，脐中上4寸。

脾俞 在背部，第十一胸椎棘突下，后正中线旁开1.5寸。

胃俞 在背部，第十二胸椎棘突下，后正中线旁开1.5寸。

足三里 在小腿前外侧，犊鼻穴下3寸，距胫骨前缘一横指。

公孙 在足内侧缘，第一跖骨基底部的前下方。

气海 在下腹部，前正中线上，脐中下1.5寸。

关元 在下腹部，前正中线上，脐中下3寸。

身柱 在后正中线上，第三胸椎棘突下凹陷中。

用法 将调制成饼的药物敷贴在穴位上。每天1次，每次3～4个穴位，连续 1 个月以后可以改为隔天 1 次，共 2～3 个月。

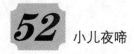 小儿夜啼

处方：五倍子膏

主治 热盛型之夜啼。

用药 朱砂 0.5 克，五倍子 1.5 克，茶叶适量。

制法 把前 2 味药研成细粉末后，再和捣烂或者嚼烂的茶叶拌和均匀。

选穴

神阙 位于肚脐正中央。

用法 将调好的药物加一些水，捏成小饼，敷在神阙穴上，用纱布覆盖，胶布固定，每晚 1 次。

 小儿惊风

处方一：鲜肝风草

主治 肝气郁滞之惊风。

用药 鲜肝风草 10～12 克，食盐 3～6 克。

制法 把上面的药物一起捣烂，分为 2 份。

选穴

太阳 眼外侧凹陷中。

用法 将调好的药物分别敷贴在左右太阳穴上，用纱布覆盖，胶布固定。同时可以配鲜肝风草水煎服。

处方二：芙蓉饼

主治 小儿急惊风。

用药 木芙蓉嫩叶、鸡蛋各适量。

制法 把木芙蓉嫩叶捣烂，加入鸡蛋搅匀煎熟成饼。

选穴

神阙 位于肚脐正中央。

用法 将调好的药物敷贴在神阙穴上，外用纱布包好，冷了随时更换。

处方三：栀桃泥

主治 小儿急惊风。

用药 栀子、桃仁、面粉各等份，鸡蛋清适量。

制法 把栀子研成细粉末，桃仁捣烂成泥，与面粉、鸡蛋清调和均匀。

选穴

涌泉 在足底部，足前部凹陷中，约足底第二、第三趾蹼缘与足跟连线的前1/3与后2/3交点凹陷中。

用法 将调好的药物敷贴在涌泉穴上，外用纱布包好，干了更换。

处方四：惊风奇效方

主治 小儿急、慢惊风。

用药 杏仁、桃仁各7粒，栀子7个，飞罗面15克，烧酒适量。

制法 把前4味药一起捣烂，用烧酒调均匀。

选穴

劳宫 在手掌心，第二、第三掌骨之间偏于第三掌骨，握拳屈指时中指尖处。

涌泉 在足底部，足前部凹陷中，约足底第二、第三趾蹼缘与足跟连线的前1/3与后2/3交点凹陷中。

用法 将调好的药物敷贴在劳宫、涌泉穴上，用纱布覆盖，胶布固定。

处方五：皂荚乳汁膏

主治 小儿急惊风。

用药 皂荚、童便、乳汁各适量。

制法 把皂荚投入童便中浸泡后捞出来烘干，研成细粉末，过筛，用乳汁调成膏状。

选穴

百会 后发际正中直上7寸，或头部正中线与两耳连线的交点处。

用法 将调好的药物敷贴在百会穴上，用纱布覆盖，胶布固定。

54 小儿夜惊及梦游症

处方一：铅粉膏

主治 小儿夜惊、梦游症。

用药 铅粉 10 克，鸡蛋清适量。

制法 把上面的药物调成泥状。

选穴

安眠 在颈部，翳风穴和风池穴连线的中点。

大椎 在后正中线上，第七颈椎棘突下凹陷中。

大陵 腕掌横纹中央，掌长肌腱和桡侧腕肌腱之间。

神门 在腕部，腕掌横纹尺侧端，尺侧腕屈肌腱的桡侧凹陷中。

内关 在前臂掌侧，曲泽与大陵的连线上，腕横纹上 2 寸，掌长肌腱与桡侧腕屈肌腱之间。

丰隆 在小腿前外侧，外踝尖上 6 寸，条口穴外 1 寸。

三阴交 在小腿内侧，足内踝尖上 3 寸，胫骨内侧缘后方。

太溪 在足内侧，内踝后方，内踝尖与跟腱之间的凹陷中。

太冲 在足背侧，第一、第二跖骨结合部前方凹陷中。

用法 将调好的药物敷贴在上面的穴位上，用纱布覆盖，胶布固定，每天 1 次，每次选 2～4 个穴位，每次敷 24 小时，连续治疗 3～6 个月。

处方二：灯心远志泥

主治 小儿夜游、梦游症。

用药 灯心草 5 克，远志 10 克，葱白 10 根。

制法 把前 2 味药研成细粉末后，加葱白捣烂成泥。

选穴

大椎 在后正中线上，第七颈椎棘突下凹陷中。

神门 在腕部，腕掌横纹尺侧端，尺侧腕屈肌腱的桡侧凹陷中。

内关 在前臂掌侧，曲泽与大陵的连线上，腕横纹上 2 寸，掌长肌腱与桡侧腕屈肌腱之间。

丰隆 在小腿前外侧，外踝尖上6寸，条口穴外1寸。

涌泉 在足底部，足前部凹陷中，约足底第二、第三趾蹼缘与足跟连线的前1/3与后2/3交点凹陷中。

三阴交 在小腿内侧，足内踝尖上3寸，胫骨内侧缘后方。

用法 将调好的药物敷贴在上面的穴位上，用纱布覆盖，胶布固定，每天1次，每次选2～4个穴位，每次敷24小时，连续治疗3～6个月。

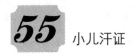

小儿汗证

处方一：六味敷剂

主治 小儿顽固性盗汗。

用药 五倍子、赤石脂、没食子、煅龙骨、煅牡蛎各100克，朱砂5克，醋适量。

制法 把前6味药研成细粉末拌和均匀后备用。

选穴

神阙 位于肚脐正中央。

用法 6个月至1岁的每次用10克，1～5岁的每次用15克，5岁以上的每次用20克，用凉水、醋各一半调药成稀糊状，每天晚上临睡觉前敷贴在神阙穴上，用纱布绷带固定好，第二天早晨去掉。

处方二：五龙散

主治 虚汗。

用药 煅龙骨、五倍子各等份，醋适量。

制法 把前2味药研成细粉末。

选穴

神阙 位于肚脐正中央。

用法 取10克药粉，用温开水或醋调成糊状，临睡觉前敷贴在神阙穴上，用纱布覆盖，胶布固定，第二天早晨去掉。

处方三：止汗散

主治 小儿盗汗。

用药 郁金粉 0.24 克，牡蛎粉 0.06 克，米汤适量。

制法 把前 2 味药混合均匀，用米汤调和，分成 2 份。

选穴

乳中 在乳头正中央。

用法 将调好的药物敷贴在患儿的乳中穴上，用纱布覆盖，胶布固定，24 小时换 1 次。

处方四：止汗粉

主治 小儿出汗多者。

用药 龙骨粉、牡蛎粉各 30 克，大麦芽粉 50 克，醋适量。

制法 把前 3 味药研成细粉末，用醋调成糊状。

选穴

神阙 位于肚脐正中央。

用法 将调好的药物敷贴在神阙穴上，用油纸覆盖，最后用胶布固定，敷 1～3 天。

 小儿多动症

处方：炙龟远志粉

主治 各型的小儿多动症。

用药 炙龟板、远志各 100 克，石菖蒲 150 克，当归、鹿角片、五味子各 100 克，益智仁 150 克，制附子 100 克，白酒适量。

制法 把前 8 味药研成细粉末，用白酒制成饼状。

选穴

百会 后发际正中直上 7 寸，或头部正中线与两耳尖连线的交点处。

大椎 在后正中线上，第七颈椎棘突下凹陷中。

心俞 在背部，第五胸椎棘突下，后正中线旁开 1.5 寸。

肝俞 在背部，第九胸椎棘突下，后正中线旁开 1.5 寸。

脾俞 在背部，第十一胸椎棘突下，后正中线旁开 1.5 寸。

肾俞 在腰部，第二腰椎棘突下，后正中线旁开 1.5 寸。

膻中　在胸部，前正中线上，平第四肋间隙，两乳头连线的中点。

内关　在前臂掌侧，曲泽与大陵的连线上，腕横纹上 2 寸，掌长肌腱与桡侧腕屈肌腱之间。

气海　在下腹部，前正中线上，脐中下 1.5 寸。

关元　在下腹部，前正中线上，脐中下 3 寸。

足三里　在小腿前外侧，犊鼻穴下 3 寸，距胫骨前缘一横指。

太冲　在足背侧，第一、第二跖骨结合部前方凹陷中。

用法　将调好的药物敷贴在穴位上，每次选 4～6 个穴位，每次 24 小时，每天 1 次，连续 3～6 个月。

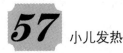 小儿发热

处方一：贴热散

主治　各种原因引起的高热。

用药　青蒿、石膏、燕子泥（燕子筑巢所含泥土）各 50 克，滑石 30 克，茶叶 20 克，甘油、鸡蛋清各适量。

制法　把前 5 味药一起研成细粉末，加上甘油、鸡蛋清调成稠糊状。

选穴

神阙　位于肚脐正中央。

用法　将调好的药物敷贴在神阙穴上，用纱布覆盖，胶布固定。冬天的时候可以用鲜葱捣烂成泥调敷，夏天的时候可以用鲜丝瓜藤捣烂调敷。

处方二：绿豆蛋清

主治　感冒高热、腮腺炎引起的高热，也可以用于夏季热。

用药　生绿豆 50 克，鸡蛋清 1 个。

制法　将生绿豆研成细粉末，用 80 目筛筛过，加上鸡蛋清调成稠糊状，做成直径 3～5 厘米，厚 0.5～0.8 厘米的圆形饼 2 个。

选穴

涌泉　在足底部，足前部凹陷中，约足底第二、第三趾蹼缘与足跟连线的前 1/3 与后 2/3 交点凹陷中。

用法 将调好的药物分摊在布块上，敷贴涌泉穴上，外用绷带固定好，每天2次，每次6～8小时。

处方三：鸡血石膏

主治 小儿高热。

用药 雄鸡血10滴，生石膏5克。

制法 把雄鸡血和生石膏混合后捣成泥状。

选穴

神阙 位于肚脐正中央。

用法 将调好的药物敷贴在神阙穴上，外用纱布覆盖，胶布固定好就可以了。

处方四：石膏青蒿散

主治 小儿高热者。

用药 石膏、青蒿各100克，蒲公英30克，蜂蜜适量。

制法 把前3味药一起研成细粉末，用的时候取50克，用凉开水或者蜂蜜调成糊状。

选穴

肺俞 在背部，第三胸椎棘突下，后正中线旁开1.5寸。

用法 将调好的药物涂在纱布上敷贴在肺俞穴，用胶布固定，每天2次。

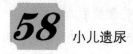

58 小儿遗尿

处方一：菟丝膏

主治 小儿肾虚而引起的遗尿。

用药 覆盆子、金樱子、菟丝子、五味子、仙茅、山茱萸、补骨脂、桑螵蛸各60克，丁香、肉桂各30克，酒精适量或高粱酒适量。

制法 将前10味药一起研成细粉末。

选穴

神阙 位于肚脐正中央。

用法 取 1 克调好的药物填满肚脐，滴 1～2 滴酒精或高粱酒，用一层纱布覆盖，外面用塑料膜隔离，最后用胶布固定好，3 天 1 次。

处方二：硫黄散

主治 小儿下焦虚寒而引起的遗尿。

用药 硫黄 20 克，大葱 120 克。

制法 先把硫黄研为细末，再和大葱共捣在一起，烘热。

选穴

神阙 位于肚脐正中央。

用法 将调好的药物晚上的时候敷贴在穴位上及下腹部，外用热水袋熨热，第二天去掉，连用 10 余次。

处方三：麝香桂枝散

主治 小儿肾阳不足而引起的遗尿。

用药 麝香 3 克，蟾酥、桂枝、麻黄、雄黄、没药、乳香各 5 克，酒精适量。

制法 将前 7 味药一起研成细粉末，贮藏在瓶子里。

选穴

气海 在下腹部，前正中线上，脐中下 1.5 寸。

中极 在下腹部，前正中线上，脐中下 4 寸。

内关 在前臂掌侧，曲泽与大陵的连线上，腕横纹上 2 寸，掌长肌腱与桡侧腕屈肌腱之间。

三阴交 在小腿内侧，足内踝尖上 3 寸，胫骨内侧缘后方。

用法 用的时候取药粉加入酒精调成膏状，敷贴在气海、中极、内关、三阴交穴上，用纱布覆盖，胶布固定，每天 1 次。

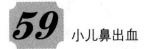 **59 小儿鼻出血**

处方一：大蒜泥

主治 小儿外感邪气化火而引起的鼻出血。

用药 大蒜数个。

制法 把大蒜捣烂成泥。

选穴

涌泉 在足底部，足前部凹陷中，约足底第二、第三趾蹼缘与足跟连线的前1/3与后2/3交点凹陷中。

用法 左侧鼻子出血的，大蒜泥敷贴在右侧的涌泉穴；右侧鼻子出血的，大蒜泥敷贴在左侧的涌泉穴。药物敷贴在穴位上，可用纱布覆盖，胶布固定。

处方二：大蒜生地饼

主治 小儿虚火上炎而引起的鼻出血。

用药 大蒜5克，生地黄15克，韭菜根10克。

制法 大蒜去皮和生地黄一起捣烂成泥，韭菜根洗干净，切细捣成汁后混合在一起，然后把捣烂的药物放在白布上面，做一个大约1元硬币大小的泥饼。

选穴

涌泉 在足底部，足前部凹陷中，约足底第二、第三趾蹼缘与足跟连线的前1/3与后2/3交点凹陷中。

用法 左侧鼻出血的，将调好的药物敷贴在右侧的涌泉穴；右侧鼻出血的，将调好的药物敷贴在左侧的涌泉穴；两侧鼻子都出血的，将调好的药物敷贴在两侧涌泉穴。药物敷贴在穴位上，可用纱布覆盖，胶布固定。

处方三：大蒜吴茱萸泥

主治 小儿肝火上炎而引起的鼻出血。

用药 大蒜2个，吴茱萸、香附各15克。

制法 把上面的药捣烂成泥。

选穴

涌泉 在足底部，足前部凹陷中，约足底第二、第三趾蹼缘与足跟连线的前1/3与后2/3交点凹陷中。

用法 将调好的药物敷贴在两侧的涌泉穴上，用纱布覆盖，胶布固定。每次1小时。

处方四：黄芩白及汁

主治 小儿火盛而引起的鼻出血。

用药　黄芩、白及各等份。

制法　把上面的药物加上水研成细粉末，然后取汁。

选穴

山根　两眼内角连线的中点。

用法　将药汁敷贴在山根穴上面至干为止。

 小儿暑热

处方一：绿豆散

主治　小儿感受暑热而发热较轻者。

用药　绿豆15克，鸡蛋清适量。

制法　把绿豆研成细粉末，用鸡蛋清调好。

选穴

神阙　位于肚脐正中央。

用法　将调好的药物敷贴在神阙穴上，用纱布覆盖，胶布固定，每隔1天换1次。

处方二：青黛膏

主治　小儿感受暑热而无明显发热者。

用药　燕子泥15克，田螺肉5个，青黛0.3克，鸡蛋清适量。

制法　把前3味药一起研成细粉末，用鸡蛋清调均匀。

选穴

神阙　位于肚脐正中央。

用法　将调好的药物敷贴在神阙穴上，用纱布覆盖，胶布固定，隔天换1次。

处方三：芦根生地泥

主治　小儿感受暑热而发热，口渴明显者。

用药　鲜芦根10克，新鲜荷叶、新鲜生地黄各9克。

制法　把上面的药捣烂成泥。

选穴

神阙 位于肚脐正中央。

用法 将调好的药物敷贴在神阙穴上，用纱布覆盖，胶布固定，至药物干后取下。

处方四：栀子石饼

主治 小儿感受暑热而发热明显者。

用药 栀子仁、生石膏、绿豆各30克，鸡蛋清适量。

制法 把前3味药一起研成细粉末，用鸡蛋清调匀成饼。

选穴

劳宫 在手掌心，第二、第三掌骨之间偏于第三掌骨，握拳屈指时中指尖处。

涌泉 在足底部，足前部凹陷中，约足底第二、第三趾蹼缘与足跟连线的前1/3与后2/3交点凹陷中。

用法 将做成的药饼分别敷贴在劳宫、涌泉穴上，用纱布覆盖，胶布固定。

处方五：马齿苋敷穴法

主治 小儿感受暑热而热毒表现在皮肤上，皮肤发红者。

用药 马齿苋30克，新鲜西瓜蒂20克。

制法 把上面的药物一起捣碎成泥。

选穴

涌泉 在足底部，足前部凹陷中，约足底第二、第三趾蹼缘与足跟连线的前1/3与后2/3交点凹陷中。

用法 将调好的药物敷贴在两侧的涌泉穴上，用绷带包扎固定好。

小儿痱子

处方一：绿豆滑石粉

主治 小儿感受暑热而生痱子。

用药 滑石15克，绿豆125克。

制法 把上面的药研成细粉末。

选穴

神阙 位于肚脐正中央。

用法 将研好的药物用冷开水调均匀，敷贴在神阙穴上，用纱布覆盖，胶布固定，每天数次。

处方二：黄柏滑石粉

主治 小儿感受热毒而生痱子。

用药 樟脑 30 克，黄柏 60 克，滑石 90 克，石膏 60 克，炉甘石 45 克，冰片 15 克。

制法 把上面的药研成细粉末。

选穴

神阙 位于肚脐正中央。

用法 将研好的药物用冷开水调均匀，敷贴在神阙穴上，用纱布覆盖，胶布固定，每天 3～5 次。

处方三：樟脑薄荷粉

主治 小儿感受湿热而生痱子。

用药 樟脑、薄荷各 1 克，硼酸、氧化锌各 5 克，滑石粉 100 克。

制法 把上面的药研成细粉末。

选穴

神阙 位于肚脐正中央。

用法 将研好的药粉用冷开水调均匀，敷贴在神阙穴上，用纱布覆盖，胶布固定，每天数次。

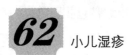 **62 小儿湿疹**

处方一：白矾黄柏糊

主治 湿疹皮色红，而流液不明显者。

用药 白芷、白及、白矾、黄柏、硫黄各 25 克，芝麻油少许。

制法 把前 5 味药一起研成细粉末，用芝麻油调成糊状。

选穴

神阙 位于肚脐正中央。

用法 将调好的药物敷贴在神阙穴上，用纱布覆盖，胶布固定，另外，也可以敷贴在患处。

处方二：青黛煅石膏糊

主治 湿疹皮色红，而稍有流液者。

用药 青黛 30 克，松香 9 克，黄柏、煅石膏各 30 克，石决明 15 克，茶叶、芝麻油各适量。

制法 把前 6 味药一起研成细粉末，用芝麻油调均匀。

选穴

神阙 位于肚脐正中央。

用法 将调好的药物敷贴在神阙穴上，用纱布覆盖，胶布固定，另外，也可以敷贴在患处。

处方三：黄丹滑石膏糊

主治 湿疹皮色暗红，而流液较多者。

用药 黄连 6 克，寒水石 15 克，黄丹 6 克，炉甘石 15 克，滑石 30 克，冰片 3 克，芝麻油适量。

制法 把前 6 味药一起研成细粉末，用芝麻油调匀。

选穴

神阙 位于肚脐正中央。

用法 将调好的药物敷贴在神阙穴上，用纱布覆盖，胶布固定，另外，也可以敷贴在患处。

处方四：冰片石膏泥

主治 湿疹皮色鲜红，灼热，流液较少者。

用药 白矾、煅石膏各 20 克，雄黄 7 克，冰片 1 克，凡士林 200 克。

制法 把前 4 味药一起研成细粉末，加凡士林调匀。

选穴

神阙 位于肚脐正中央。

用法　将调好的药物敷贴在神阙穴上，用纱布覆盖，胶布固定，另外，也可以敷贴在患处。

处方五：青黛黄柏膏

主治　湿疹皮色红痒，流液少者。

用药　青黛 60 克，石膏、滑石各 120 克，黄柏 60 克，凡士林适量。

制法　把前 4 味药物一起研成细粉末，用凡士林调匀。

选穴

神阙　位于肚脐正中央。

用法　将调好的药物敷贴在神阙穴上，用纱布覆盖，胶布固定，另外，也可以敷贴在患处。

处方六：地榆马齿苋糊

主治　急性湿疹，渗液多者。

用药　生地榆、马齿苋、黄柏各 20 克，芝麻油适量。

制法　把前 3 味药一起研成细粉末，用芝麻油调匀。

选穴

神阙　位于肚脐正中央。

用法　将调好的药物敷贴在神阙穴上，用纱布覆盖，胶布固定，同时也可以敷贴在患处；另外还可以把前 3 味药物一起煎水，等温度适宜的时候用来外洗患处。

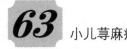 小儿荨麻疹

处方一：桃叶粉

主治　瘾疹初期，皮色红，伴有瘙痒者。

用药　香樟木 / 晚蚕沙 / 桃叶 30 ~ 60 克。

制法　把药物研成细粉末。

选穴

神阙　位于肚脐正中央。

用法　将研好的药粉用冷开水调均匀，敷贴在神阙穴上，用纱布覆盖，

胶布固定。也可以煎汤用来熏洗，每天 1～2 次。

处方二：地肤子防风粉

主治 受风后起疹，瘙痒剧烈者。

用药 地肤子 12 克，荆芥、防风、独活、赤芍、花椒、桑白皮、苦参各 9 克。

制法 把上面的药一起研成细粉末。

选穴

神阙 位于肚脐正中央。

用法 将研好的药粉用冷开水调均匀，敷贴在神阙穴上，用纱布覆盖，胶布固定。也可以把上面的药物加水煎沸，等到水温适宜的时候熏洗全身。

处方三：地肤子透骨粉

主治 受风后起疹，色暗，瘙痒不剧者。

用药 地肤子 12 克，荆芥、赤芍、花椒、白芷、透骨草、雪上一枝蒿各 9 克。

制法 把上面的药研成细粉末，用冷开水调均匀。

选穴

神阙 位于肚脐正中央。

用法 将调好的药物敷贴在神阙穴上，用纱布覆盖，胶布固定。也可以把上面的药物加水煎沸，等到水温适宜的时候熏洗全身。

处方四：艾叶白矾粉

主治 受风寒后起疹，色淡，瘙痒不甚者。

用药 桃树叶、艾叶各 30 克，白矾 15 克，食盐 9 克。

制法 把上面的药物研成细粉末，用冷开水调均匀。

选穴

神阙 位于肚脐正中央。

用法 将调好的药物敷贴在神阙穴上，用纱布覆盖，胶布固定。也可以把上面的药物加水煎沸，等到水温适宜的时候熏洗全身。

处方五：石韦粉

主治 受风后起疹，色暗，伴有轻微疼痛者。

用药 石韦 150 克。

制法 把石韦研成细粉末，用冷开水调均匀。

选穴

神阙 位于肚脐正中央。

用法 将调好的药物敷贴在神阙穴上，用纱布覆盖，胶布固定。也可以把上面的药物加水煎沸，等到水温适宜的时候熏洗全身。

 64 小儿疖肿

处方一：如意金黄膏

主治 热毒侵犯而引起的疖肿、色红、灼热、疼痛不甚者。

用药 如意金黄膏适量。

制法 把如意金黄膏搅均匀。

选穴

神阙 位于肚脐正中央。

用法 把搅好的药物敷贴在神阙穴上，用纱布覆盖，胶布固定，另外也可以敷贴在患处，每天 1 次。

处方二：玉露散

主治 热毒侵犯而引起的疖肿，疼痛较厉害者。

用药 玉露散适量，凡士林少许。

制法 把玉露散加少许凡士林，用温开水调均匀。

选穴

神阙 位于肚脐正中央。

用法 将调好的药物敷贴在神阙穴上，用纱布覆盖，胶布固定，另外也可以敷贴在患处，每天 1 次。

处方三：三黄煎

主治 内热盛而引起的疖肿，伴有大便干燥，口渴喜欢喝冷水者。

用药 黄芩、黄柏各 15 克，黄连 5 克。

制法 把上面的药物一同煎水浓缩。

选穴

神阙 位于肚脐正中央。

用法 用纱布浸煎好的药敷贴在神阙穴上，用纱布覆盖，胶布固定，另外也可以敷贴在患处，纱布干了以后再换。

处方四：鲜叶膏

主治 热毒初期，皮肤颜色变化，但疖肿尚未形成者。

用药 新鲜木芙蓉叶、新鲜浮萍叶、新鲜丝瓜叶、新鲜野菊花叶各等份。

制法 把上面的药物一同捣烂成泥。

选穴

神阙 位于肚脐正中央。

用法 将调好的药物敷贴在神阙穴上，用纱布覆盖，胶布固定，另外也可以敷贴在患处，每天1次。

处方五：蒲公英散

主治 疖肿已变硬，疼痛明显者。

用药 干蒲公英、75% 酒精各适量。

制法 把蒲公英研成细粉末，用 75% 酒精调成糊状。

选穴

神阙 位于肚脐正中央。

用法 将调好的药物敷贴在神阙穴上，用纱布覆盖，胶布固定，另外也可以敷贴在患处，每天1次。对于已经破的创面，敷贴在四周，中间留一个小洞，以有利于引流。

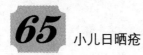 **65** 小儿日晒疮

处方一：乌贼骨散

主治 皮肤红肿，且兼有内热者。

用药 青黛30克，乌贼骨末90克，煅石膏末370克，冰片少许，芝麻油适量。

制法 把青黛研细末，然后加乌贼骨末研和，再加煅石膏末研和，把冰

片研细，加入上面的药物研和，装入瓶子里，用时用水或芝麻油调匀。

选穴

神阙 位于肚脐正中央。

用法 将调好的药物敷贴在神阙穴上，用纱布覆盖，胶布固定，另外也可以敷贴在患处。

处方二：冰片六一散

主治 皮肤红肿，口渴想喝水，皮肤干燥者。

用药 六一散120克，冰片12克，芝麻油适量。

制法 把前2味药一同研成细粉末，用芝麻油或水调均匀。

选穴

神阙 位于肚脐正中央。

用法 将调好的药物敷贴在神阙穴上，用纱布覆盖，胶布固定，另外也可以敷贴在患处，每天数次。

处方三：木芙蓉叶散

主治 皮肤红肿，疮破出现渗出液、糜烂者。

用药 木芙蓉叶（晒干）适量，芝麻油少许。

制法 把木芙蓉叶研成细粉末，用芝麻油调匀。

选穴

神阙 位于肚脐正中央。

用法 将调好的药物敷贴在神阙穴上，用纱布覆盖，胶布固定，另外也可以敷贴在患处。

处方四：黄柏青黛散

主治 热盛，疮破出现渗出液及糜烂较多者。

用药 黄柏、青黛各等份，芝麻油适量或醋适量。

制法 把前2味药一同研成细粉末，用芝麻油或醋调均匀。

选穴

神阙 位于肚脐正中央。

用法 将调好的药物敷贴在神阙穴上，用纱布覆盖，胶布固定，另外也可以敷贴在患处。

处方五：地榆马齿苋煎

主治 感受湿热，疮破出现渗出黏稠液、糜烂者。

用药 地榆、马齿苋各等份，芝麻油适量或醋适量。

制法 把前2味药一同研成细粉末，用芝麻油或醋调均匀。

选穴

神阙 位于肚脐正中央。

用法 将调好的药物敷贴在神阙穴上，用纱布覆盖，胶布固定，另外也可以敷贴在患处。或用上面的药物一同煎水，待水温适宜的时候外洗患处。

尿布性皮炎

处方一：二黄清热散

主治 皮肤潮红，渗出不多者。

用药 黄柏、大黄各1.5克，滑石6克，炉甘石、白矾各1.5克，冰片0.9克，芝麻油适量。

制法 把前6味药一起研成细粉末，用芝麻油调匀。

选穴

神阙 位于肚脐正中央。

用法 将调好的药物敷贴在神阙穴上，用纱布覆盖，胶布固定。另外每次大小便以后，用温水洗干净，擦干，把药物涂在患处。

处方二：马齿苋清热膏

主治 皮肤潮红，伴有破溃，渗出多者。

用药 青黛粉、儿茶末、黄柏、马齿苋各9克，五倍子4.5克，冰片0.9克，凡士林125克或芝麻油适量。

制法 把前6味药一起研成细粉末，用凡士林或芝麻油调匀。

选穴

神阙 位于肚脐正中央。

用法 将调好的药物敷贴在神阙穴上，用纱布覆盖，胶布固定。另外，如果是用凡士林调均匀成油膏的，每次换药以前把患处洗干净，擦干，把油膏均匀薄摊在纱布上面，涂在患处，每2～3小时涂1次，如果因为大小便潮湿，必须更换纱布1次。

处方三：石灰清热膏

主治 皮肤红肿破溃渗出液多者。

用药 风化石灰、芝麻油各适量。

制法 把风化石灰加水搅拌均匀，等澄清以后取用中间的清水，然后加入芝麻油搅匀即成。

选穴

神阙 位于肚脐正中央。

用法 将调好的药物直接敷贴在神阙穴上，用纱布覆盖，胶布固定，另外，也可以敷贴在患处。

处方四：紫草黄连清热膏

主治 皮肤红肿灼热，伴黏稠渗出者。

用药 紫草30克，黄连15克，芝麻油500毫升，蜂蜡适量。

制法 把前2味药放到芝麻油里面，用小火熬枯以后除去渣滓，再加蜂蜡搅匀。

选穴

神阙 位于肚脐正中央。

用法 将调好的药物敷贴在神阙穴上，用纱布覆盖，胶布固定，另外也可以敷贴在患处。

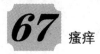

67 瘙痒

处方一：祛瘀止痒膏

主治 皮肤瘙痒者。

用药 桃仁、红花、杏仁、栀子各等份，冰片适量，凡士林适量或蜂蜜适量。

制法 将红花、栀子烘干，研成细末过筛；桃仁、杏仁研成细末，二者混合，调均匀，加入冰片，再研1次。

选穴

神阙 位于肚脐正中央。

用法 用凡士林或蜂蜜调成膏,用纱布包裹好,敷贴在神阙穴上。每1～2天换药1次。

处方二：止痒散

主治 皮肤瘙痒者。

用药 红花、桃仁、杏仁、栀子、地肤子各等份,蜂蜜适量。

制法 将前5味药一起研成细末,用蜂蜜调成膏状。

选穴

神阙 位于肚脐正中央。

用法 将调好的药物敷贴在神阙穴上,用纱布覆盖,胶布固定。

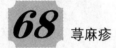 荨麻疹

处方一：银胡浮草粉

主治 风邪引起的荨麻疹。

用药 银柴胡、胡黄连、防风、浮萍、乌梅、甘草各等份。

制法 将上面的药物混合,研成细末,过筛以后,用瓶子密封保存。

选穴

神阙 位于肚脐正中央。

用法 用的时候取药末适量,填满神阙穴,用手压实,用纱布覆盖,胶布固定。每天1次,1个月为1个疗程。

处方二：苦参扑尔敏

主治 风热之邪引起的荨麻疹。

用药 苦参、氯苯那敏(扑尔敏)各30克,防风15克。

制法 将上面的药物分别研成细末,分别装瓶备用。

选穴

神阙 位于肚脐正中央。

用法 用的时候取药末各10克,混合均匀,然后填入肚脐,用纱布覆盖,

胶布固定。

处方三：乌梅膏

主治 风热伤阴引起的荨麻疹。

用药 乌梅10个，氯苯那敏30克，甘草末15克，米醋适量。

制法 先将乌梅去核，研为细末，然后将氯苯那敏、甘草末混合研成细末，再和乌梅末搅拌调匀，用时加米醋调成膏状。

选穴

神阙 位于肚脐正中央。

用法 将调好的药物敷贴在神阙穴上，用纱布覆盖，胶布固定。每天1～2次，10天为1个疗程，连续敷贴药直到痊愈为止。

处方四：蝉蜕紫草粉

主治 因过敏引起的荨麻疹。

用药 蝉蜕30克，紫草64克，茯苓、白芷、苍术、白术各30克，芝麻油、黄丹各适量。

制法 将前6味药分别研成细末，加芝麻油熬制，黄丹收膏。

选穴

阳溪 在腕背面横纹外侧，拇指向上跷起时，拇指根下面的凹陷中。

大椎 在后正中线上，第七颈椎棘突下凹陷中。

曲池 屈肘时有肘横纹，在肘横纹外侧端。

合谷 在手背上，第一、第二掌骨间，第二掌骨桡侧的中点。

血海 屈膝，在大腿内侧，髌底内侧端上2寸，股四头肌内侧头的隆起处。

足三里 在小腿前外侧，犊鼻穴下3寸，距胫骨前缘一横指。

委中 在腘横纹中点。

膈俞 在背部，第七胸椎棘突下，后正中线旁开1.5寸。

用法 将调好的药物敷贴在穴位上，用纱布覆盖，胶布固定，每天1次，每次2～5小时，连用7天。

冻疮

处方：丹参糊

主治 感受寒湿之邪而引起的冻疮。

用药 丹参 10 克，清酒适量。

制法 将丹参研成细末，加入清酒调成糊状。

选穴

足三里 在小腿前外侧，犊鼻穴下 3 寸，距胫骨前缘一横指。

神阙 位于肚脐正中央。

用法 将调好的药物分别敷贴在穴位上，用纱布覆盖，胶布固定。

 扁平疣

处方：柴防乌梅糊

主治 扁平疣。

用药 柴胡、防风、乌梅、五味子、赤芍、白芍各 30 克，醋适量。

制法 将前 6 味药同研成细末，加入醋调和均匀。

选穴

合谷 在手背上，第一、第二掌骨间，第二掌骨桡侧的中点。

曲池 屈肘时有肘横纹，在肘横纹外侧端。

三阴交 在小腿内侧，足内踝尖上 3 寸，胫骨内侧缘后方。

用法 将调好的药物分别敷贴在穴位上，用纱布覆盖，胶布固定。

71 银屑病

处方一：苦参菊花糊

主治 风邪偏盛的银屑病。

用药 艾叶炭、血余炭、野菊花、马齿苋、地榆、苦参、蛇蜕、大风子、乳香、没药各 20 克，醋适量。

制法 将前 10 味药一同研成细末，加入醋调和均匀。

选穴

肺俞 在背部，第三胸椎棘突下，后正中线旁开 1.5 寸。

心俞 在背部，第五胸椎棘突下，后正中线旁开 1.5 寸。

用法 将调好的药物分别敷贴在穴位上，用纱布覆盖，胶布固定，每天 1 次。

处方二：消银丸

主治 寻常型银屑病。

用药 马钱子、轻粉各 35 克，朱砂 6 克，核桃仁 12 个，芝麻油适量或豆油适量。

制法 先用芝麻油或豆油将马钱子炸鼓起来，压成粉末，再把朱砂和核桃仁放入铁锅内先炒成似糊非糊。将马钱子、核桃仁、朱砂拌匀，然后加水银（汞）做成 15 个鸡蛋黄大小的药丸。

选穴

神阙 位于肚脐正中央。

用法 将调好的药丸放入神阙穴固定好，24 小时换 1 次。

处方三：山甲粉

主治 血瘀引起的银屑病。

用药 穿山甲 10 克，黑胡椒 15 克，冰片 5 克。

制法 将上面的药一同研成细末。

选穴

大椎 在后正中线上，第七颈椎棘突下凹陷中。

阳溪 在腕背面横纹外侧，拇指向上跷起时，拇指根下面的凹陷中。

解溪 在足背与小腿交界处的横纹面中央凹陷中，姆长伸肌腱与趾长伸肌腱之间。

用法 用三棱针在穴位上划"十"字，以微微见血为度，然后撒上少许药末，胶布固定。1 周 1 次。

处方四：巴豆粉

主治 风热引起的银屑病。

用药　巴豆仁适量，木槿皮 15 克，生天南星 0.15 克。

制法　将巴豆仁榨取油（巴豆油）备用，再把其余的药一同研成细末。

选穴

阿是穴　以压痛点或其他反应点作为穴位。

用法　先将巴豆油涂在患处，使皮肤起疱，然后把疱刺破，再用上述调好的药末涂敷，等该处结痂掉落就痊愈。

处方五：斑蝥敷脐法

主治　风邪兼瘀引起的银屑病。

用药　斑蝥 4 克，雄黄、冰片、铜绿各 6 克，苦参 30 克，75% 酒精适量。

制法　将前 5 味药一同研成细末，将药末加入 75% 酒精中调匀。

选穴

阿是穴　以压痛点或其他反应点作为穴位。

用法　将调好的药物敷贴在穴位上，用纱布覆盖，胶布固定。3～5 天换药 1 次。

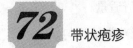

72　带状疱疹

处方一：当归液

主治　带状疱疹。

用药　当归、栀子、黄芩、丹参各等份，醋适量。

制法　将前 4 味药一同研成细末，加醋调均匀。

选穴

曲池　屈肘时有肘横纹，在肘横纹外侧端。

合谷　在手背侧，第一、第二掌骨间，第二掌骨桡侧的中点。

血海　屈膝，在大腿内侧，髌底内侧端上 2 寸，股四头肌内侧头的隆起处。

三阴交　在小腿内侧，足内踝尖上 3 寸，胫骨内侧缘后方。

太冲　在足背，第一、第二跖骨结合部前方凹陷中。

用法　将调好的药物分别敷贴在穴位上，用纱布覆盖，胶布固定。每天 1 次。

处方二：二黄黛敷糊

主治 热盛引起的带状疱疹。

用药 大黄、黄柏各30克，生滑石12克，青黛60克，冰片5克，甘草10克，醋适量。

制法 将前6味药一同研成细末过筛，加醋调和均匀。

选穴

阿是穴 以压痛点或其他反应点作为穴位。

用法 将调好的药物分别敷贴在穴位上，用纱布覆盖，胶布固定。每天1次。

 湿疹

处方一：青石柏膏

主治 湿热之邪引起的湿疹。

用药 青黛15克，煅石膏10克，滑石5克，黄柏15克，苦参20克，百部、黄连、地龙、地肤子各10克，凡士林适量或鸡蛋清适量。

制法 将前9味药一同研成细末，用凡士林或鸡蛋清调匀。

选穴

曲池 屈肘时有肘横纹，在肘横纹外侧端。

血海 屈膝，在大腿内侧，髌底内侧端上2寸，股四头肌内侧头的隆起处。

肺俞 在背部，第三胸椎棘突下，后正中线旁开1.5寸。

用法 将调好的药物敷贴在穴位上，外面覆盖塑料膜，用胶布固定，2天1次。

处方二：轻粉膏

主治 湿之邪引起的湿疹，流液较多者。

用药 轻粉3克，黄丹0.6克，朱砂3克，芝麻油、蜂蜡各适量。

制法 将前3味药一同研成细末，加入芝麻油、黄蜡熬炼成膏。

选穴

曲池 屈肘时有肘横纹，在肘横纹外侧端。

血海 屈膝，在大腿内侧，髌底内侧端上2寸，股四头肌内侧头的隆起处。

用法 将调好的药物分别敷贴在穴位上，用纱布覆盖，胶布固定。

处方三：贞叶敷贴法

主治 肝火上炎，兼有湿盛引起的湿疹，流液较多者。

用药 女贞叶30克，地骨皮12克，大黄、黄柏、天花粉各6克，青黛、白矾各3克，醋适量。

制法 将前7味药研成细末，加入醋调和均匀。

选穴

肺俞 在背部，第三胸椎棘突下，后正中线旁开1.5寸。

用法 将调好的药物敷贴在穴位上，用纱布覆盖，胶布固定。

处方四：苏叶敷贴法

主治 热盛兼有气滞引起的湿疹，伤处有胀痛者。

用药 紫苏叶30克，蜂蜜适量。

制法 将紫苏叶研成极细末，用蜂蜜调均匀。

选穴

三阴交 在小腿内侧，足内踝尖上3寸，胫骨内侧缘后方。

蠡沟 小腿内侧，足内踝尖上5寸，胫骨内侧面中央。

用法 将调好的药物敷贴在穴位上，用纱布覆盖，胶布固定，可以治疗阴囊湿疹。

74 痤疮

处方一：滑石薄荷粉

主治 寻常痤疮。

用药 滑石30克，麻黄、雄黄各20克，硼砂10克，薄荷脑158克，醋适量。

制法 将前5味药一同研成细末，加入醋调均匀。

选穴

肺俞 在背部，第三胸椎棘突下，后正中线旁开1.5寸。

大椎 在后正中线上，第七颈椎棘突下凹陷中。

合谷 在手背上，第一、第二掌骨间，第二掌骨桡侧的中点。

中脘 在上腹部，前正中线上，脐中上4寸。

太冲 在足背侧，第一、第二跖骨结合部前方凹陷中。

用法 将调好的药物敷贴在穴位上，用纱布覆盖，胶布固定。3天1次，每4次1个疗程。

处方二：龙胆栀子膏

主治 风热型痤疮。

用药 龙胆草、栀子、黄芩、柴胡、车前子、生地黄、泽泻各120克，芝麻油、黄丹各适量。

制法 将前7味药分别研成细末，放入芝麻油中熬好后，黄丹收膏。

选穴

曲池 屈肘时有肘横纹，在肘横纹外侧端。

合谷 在手背上，第一、第二掌骨间，第二掌骨桡侧的中点。

下关 在面部耳前方，颧弓与下颌中间的凹陷中。

颊车 上下齿用力咬紧，在咬肌隆起的最高点。

攒竹 眉头的凹陷中，约在目内眦直上。

足三里 在小腿前外侧，犊鼻穴下3寸，距胫骨前缘一横指。

丰隆 在小腿前外侧，外踝尖上8寸，条口穴外1寸。

三阴交 在小腿内侧，足内踝尖上3寸，胫骨内侧缘后方。

用法 将调好的药物敷贴在穴位上，用纱布覆盖，胶布固定，每天1次，每次2～5小时，疗程是15～20天，连续治疗3～5个疗程。

处方三：二黄敷贴法

主治 热盛型痤疮。

用药 大黄、硫黄各15克，硼砂6克。

制法 将上面的药物研成细末，用水调均匀。

选穴

阿是穴 以压痛点或其他反应点作为穴位。

用法 将调好的药物围在患处，每天1次，或是每天晚上用药，第二天早上洗掉。

处方四：毛茛叶敷贴法

主治 热盛，痤疮并稍有化脓者。

用药 新鲜毛茛叶适量或根适量。

制法 将上面的药物捣烂成泥状，取药泥比痤疮稍微大一点。

选穴

阿是穴 以压痛点或其他反应点作为穴位。

用法 将调好的药物分别敷贴在痤疮的表面，用纱布覆盖，胶布固定。经过 8～10 小时以后患处起水疱，痤疮即被腐蚀掉，5～7 天可以自然结痂。注意毛茛有大毒，禁止内服，仅作外用。其对皮肤有烈性发疱作用，所以贴药时间不可以太长，敷药的面积也不应该太大。

 臁疮（老烂脚）

处方一：清热除湿贴

主治 湿热并重型臁疮。

用药 青黛 5 克，石膏、滑石各 15 克，黄柏、大黄、苍术、白芷各 10 克，冰片 0.5 克，丝瓜叶适量。

制法 将前 8 味药一同研成细末，用丝瓜叶捣汁，调拌药末成糊状。

选穴

委中 在腘横纹中点。

承山 在小腿后面正中，委中与昆仑之间，伸直小腿或足跟上提时，腓肠肌肌腹下出现尖角的凹陷中。

足三里 在小腿前外侧，犊鼻穴下 3 寸，距胫骨前缘一横指。

用法 将调好的药物敷贴在穴位上，用塑料膜覆盖，胶布固定，2 天 1 次。

处方二：石膏东丹贴

主治 热较重型臁疮。

用药 凡士林 300 克，熟石膏 27 克，铅丹 8 克。

制法 先将凡士林烊化，再把后 2 味药研成药末，慢慢地加入烊化好的凡士林里，搅拌均匀成膏状。

选穴

足三里 在小腿前外侧，犊鼻穴下 3 寸，距胫骨前缘一横指。

阿是穴 以压痛点或其他反应点作为穴位。

用法 将调好的药物敷贴在穴位上，用纱布覆盖，胶布固定，至药物干后换下。

处方三：地龙贴

主治 血瘀型臁疮。

用药 地龙 30 克，白糖适量。

制法 将地龙捣烂，加入白糖搅拌均匀。

选穴

委中 在腘横纹中点。

血海 屈膝，在大腿内侧，髌底内侧端上 2 寸，股四头肌内侧头的隆起处。

阿是穴 以压痛点或其他反应点作为穴位。

用法 将调好的药物敷贴在穴位上，用纱布覆盖，胶布固定，约 3 小时后取下更换。

处方四：龙牡膏

主治 热盛血瘀型臁疮。

用药 龙骨、牡蛎各 12 克，乳香 10 克，血竭 12 克，大黄 6 克，凡士林适量。

制法 将前 5 味药一同研成细末，加凡士林调匀为膏。

选穴

阴陵泉 在小腿内侧，胫骨内侧后下方凹陷中。

阿是穴 以压痛点或其他反应点作为穴位。

用法 将调好的药物敷贴在穴位上，用纱布覆盖，胶布固定，待干后取下更换。

76 丹毒

处方一：雄黄膏

主治 火邪引起的丹毒。

用药 雄黄6克，白酒适量。

制法 将雄黄研成细末，用白酒调匀为膏。

选穴

大椎 在后正中线上，第七颈椎棘突下凹陷中。

曲池 屈肘时有肘横纹，在肘横纹外侧端。

阿是穴 以压痛点或其他反应点作为穴位。

用法 将调好的药物敷贴在穴位上，用纱布覆盖，胶布固定，待干后取下更换。

处方二：四黄膏

主治 火邪伤阴引起的丹毒，伴有局部的灼热者。

用药 黄连、黄芩、黄柏各15克，大黄10克，冰片0.5克，大青叶、金银花各30克，牡丹皮、薄荷各10克，丝瓜叶适量。

制法 将前9味药一同研成细末，用丝瓜叶捣汁后调拌均匀为膏。

选穴

大椎 在后正中线上，第七颈椎棘突下凹陷中。

曲池 屈肘时有肘横纹，在肘横纹外侧端。

用法 将调好的药物敷贴在穴位上，外面用塑料膜覆盖，胶布固定，2天1次。

77 疔疮

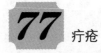

处方一：清热除疔膏

主治 气滞热邪郁积引起的疔疮。

用药 五味子、天花粉各5克，黄柏、大黄各15克，姜黄3克，白芷15克，陈皮10克，野菊花30克，黄芩15克，穿心莲10克，乳香5克，鸡蛋清适量或芝麻油适量。

制法　将前 11 味药一同研成细末，用鸡蛋清或芝麻油调拌药末成糊状。

选穴

大椎　在后正中线上，第七颈椎棘突下凹陷中。

血海　屈膝，在大腿内侧，髌底内侧端上 2 寸，股四头肌内侧头的隆起处。

用法　将调好的药物敷贴在穴位上，用塑料膜覆盖，胶布固定，2 天 1 次。

处方二：蜈蚣雄黄膏

主治　热邪盛、血瘀而引起的疔疮。

用药　蜈蚣 6 条，雄黄 3 克，鸡蛋清适量或芝麻油适量。

制法　将前 2 味药研成细末，用鸡蛋清或芝麻油调拌药末成糊状。

选穴

大椎　在后正中线上，第七颈椎棘突下凹陷中。

阿是穴　以压痛点或其他反应点作为穴位。

用法　将调好的药物敷贴在穴位上，用塑料膜覆盖，胶布固定，2 天 1 次。

处方三：芙蓉叶膏

主治　热盛动血引起的疔疮。

用药　木芙蓉叶 60 克，童便适量。

制法　将木芙蓉叶研成细末，用童便调均匀为膏。

选穴

灵台　在背部，后正中线上，第六胸椎棘突下凹陷中。

阿是穴　以压痛点及其他反应点作为穴位。

用法　将调好的药物敷贴在穴位上，用纱布覆盖，胶布固定，每天 1 次。

 78 疖

处方一：四黄生地膏

主治　热盛伤阴引起的疖肿，局部发热疼痛。

用药　黄连、黄柏各 10 克，生地黄 20 克，郁金 3 克，大黄 10 克，金银花 30 克，防风 12 克，蜂蜡、芝麻油各 20 克。

制法　将前 7 味药一同研成细末，加入蜂蜡、芝麻油，熬成膏状。

选穴

大椎　在后正中线上，第七颈椎棘突下凹陷中。

命门　在腰部，后正中线上，第二腰椎棘突下凹陷中。

用法　将调好的药物敷贴在穴位上，用纱布覆盖，胶布固定，2 天 1 次。

处方二：青黛滑石膏

主治　湿热伤及皮肤引起的疖肿。

用药　青黛 30 克，石膏、滑石各 60 克，黄柏 30 克，芝麻油适量。

制法　将前 4 味药研成细末，用芝麻油调成泥状。

选穴

大椎　在后正中线上，第七颈椎棘突下凹陷中。

阿是穴　以压痛点或其他反应点作为穴位。

用法　将调好的药物敷贴在穴位上，用纱布覆盖，胶布固定，每天 1 次。

 漏肩风

处方一：抗风湿灵穴位注射法

主治　风邪伤络，气血瘀阻型肩关节周围炎。

用药　当归、丹参、丝瓜藤、清酒各适量。

制法　将前 3 味药研成细末，取清酒调成膏状。

选穴

肩髃　肩峰端前下缘，肩峰和肱骨大结节之间，三角肌上部的中央。臂外展和平举时，肩部出现两个凹陷，肩峰前下方的凹陷中。

曲池　屈肘时有肘横纹，在肘横纹外侧端。

合谷　在手背上，第一、第二掌骨间，第二掌骨桡侧的中点。

肩前　在肩部，正坐垂臂，腋前皱襞顶端和肩髃连线的中点。

肩髎　肩峰后下方，上臂外展时，肩髃穴后寸许的凹陷中。

肩贞　在肩关节后下方，胳膊内收时，腋后纹头上 1 寸。

肩井　大椎穴和肩峰端连线的中点。

阿是穴 以压痛点或其他反应点作为穴位。

用法 将调好的药物敷贴在穴位上，用纱布覆盖，胶布固定。2天1次，严重的每天1次，10天为1个疗程，2个疗程中间间隔3～5天。

处方二：丹参膏

主治 气血不通型肩关节周围炎，常伴有肩关节刺痛不适。

用药 丹参30克，清酒适量。

制法 将丹参研成细末，用清酒调成膏状。

选穴

肩髃 肩峰端前下缘，肩峰和肱骨大结节之间，三角肌上部的中央。臂外展和平举时，肩部出现两个凹陷，肩峰前下方的凹陷中。

巨骨 在锁骨肩峰端和肩胛冈之间凹陷中。

肩贞 在肩关节后下方，胳膊内收时，腋后纹头上1寸。

臑俞 臂内收，腋后纹头直上，肩胛冈下缘凹陷中。

肩前 在肩部，正坐垂臂，腋前皱襞顶端和肩髃连线的中点。

秉风 肩胛冈上窝凹陷中。

天宗 在肩胛部冈下窝中央凹陷中，与第四胸椎相平。

肩髎 肩峰后下方，上臂外展时，肩髃穴后寸许的凹陷中。

用法 将调好的药物敷贴在穴位上，用纱布覆盖，胶布固定。每次取2～3穴，每周3次，10天为1个疗程。

80 落枕

处方一：除风行气膏

主治 感受风邪引起的落枕，伴有气滞血瘀者。

用药 海桐皮、透骨草、乳香、没药、红花、川芎、当归、防风、延胡索、白芷各15克。

制法 将上面的药物一同研成细末，水煎加热做成泥状。

选穴

大椎 在后正中线上，第七颈椎棘突下凹陷中。

肩井 大椎穴和肩峰端连线的中点。

阿是穴 以压痛点或其他反应点作为穴位。

用法 将调好的药物敷贴在穴位上，用纱布覆盖，胶布固定，每天1次，每次30分钟，10次为1个疗程。

处方二：热沙敷贴法

主治 感受寒邪引起的落枕，伴有局部怕冷僵硬者。

用药 沙子适量。

制法 加热沙子，装入袋子中。

选穴

大椎 在后正中线上，第七颈椎棘突下凹陷中。

肩井 大椎穴和肩峰端连线的中点。

阿是穴 以压痛点或其他反应点作为穴位。

用法 将装入加热沙子的布袋敷贴在穴位以及患处，每天晚上睡觉之前使用半小时，每天1次，5次为1个疗程。

 脱发

处方：首乌柏叶膏

主治 热盛伤阴导致的脱发。

用药 侧柏叶、制何首乌各120克，芝麻油、黄丹各适量。

制法 将前2味药分别研成细末，用芝麻油熬好，黄丹收膏。

选穴

风池 在颈部，枕骨之下，与风府穴相平，胸锁乳突肌与斜方肌上端之间的凹陷中。

曲池 屈肘时有肘横纹，在肘横纹外侧端。

肝俞 在背部，第九胸椎棘突下，后正中线旁开1.5寸。

脾俞 在背部，第十一胸椎棘突下，后正中线旁开1.5寸。

足三里 在小腿前外侧，犊鼻穴下3寸，距胫骨前缘一横指。

三阴交 在小腿内侧，足内踝尖上3寸，胫骨内侧缘后方。

阿是穴 以压痛点或其他反应点作为穴位。

用法 将调好的药物敷贴在穴位上,每天1次,每次3～8小时,疗程是1～2月。

 痔疮

处方:丁香肉桂粉

主治 痔疮。

用药 公丁香、肉桂各60克。

制法 将上述药物研成细粉。

选穴

上髎 第一骶后孔中。

次髎 第二骶后孔中。

中髎 第三骶后孔中。

下髎 第四骶后孔中。

用法 将药粉敷贴在穴位上,用伤湿止痛膏固定,2天1次。

 乳痈(急性乳腺炎)

处方一:清热行气消瘀膏

主治 热盛未化脓的乳痈。

用药 雄黄5克,乳香10克,煅硼砂、青礞石各5克,没药10克,冰片5克,蒲公英60克,瓜蒌20克,金银花50克,黄芩、煅石膏各10克,蒲公英水煎汁适量或凡士林适量。

制法 将前11味药研成细末,用蒲公英水煎汁或凡士林调拌成膏。

选穴

乳中 在乳头正中央。

乳根 在胸部,乳头直下,乳房根部,第五肋间隙,前正中线旁开4寸。

肩井 大椎穴和肩峰端连线的中点。

膏肓俞 在背部,第四胸椎棘突下,后正中线旁开3寸。

用法　将调好的药物敷贴在穴位上，用纱布覆盖，胶布固定，2天1次。

处方二：清热解毒泥

主治　热盛化脓的乳痈。

用药　新鲜蒲公英、野菊花各60克。

制法　将药物捣碎成泥。

选穴

神阙　在肚脐正中央。

用法　将调好的药物敷贴在穴位上，用纱布覆盖，胶布固定，每天1次。

处方三：橘叶薄荷糊

主治　热盛气滞的乳痈，用于热邪初起。

用药　橘叶30克，薄荷3克，芝麻油12克。

制法　将橘叶捣烂，用薄荷和芝麻油调均匀为糊。

选穴

膏肓俞　在背部，第四胸椎棘突下，后正中线旁开3寸。

期门　在胸部，乳头直下，第六肋间隙，前正中线旁开4寸。

用法　将调好的药物敷贴在穴位上，用纱布覆盖，胶布固定，每天1次，5天为1个疗程。

 乳头皲裂

处方一：三石糊

主治　湿热盛引起的乳头皲裂。

用药　炉甘石、花蕊石、寒水石各10克，冰片、菜籽油各适量。

制法　将前3味药研成细末，加冰片调匀，用菜籽油调拌成糊。

选穴

乳中　在乳头正中央。

用法　将调好的药物贴在穴位上，外用塑料膜覆盖，胶布固定，2天1次。

处方二：清热活血膏

主治　热盛血瘀引起的乳头皲裂。

用药　白酒、红糖各适量。

制法　将白酒、红糖放入锅中用文火炖开，以炖到膏状为度。

选穴

乳中　在乳头正中央。

用法　将调好的药物敷贴在穴位上，用纱布覆盖，胶布固定，2天1次。

处方三：青黛黄柏糊

主治　肝火亢盛引起的乳头皲裂。

用药　青黛60克，石膏、滑石各120克，黄柏60克，芝麻油适量。

制法　将前4味药研成细末，用芝麻油调拌成糊。

选穴

乳中　在乳头正中央。

用法　将调好的药物敷贴在穴位上，用纱布覆盖，胶布固定，每天2次。

 急性阑尾炎

处方一：生乳没药泥

主治　急性阑尾炎。

用药　生乳香、生没药各等量，陈醋、75%酒精各等量。

制法　将生乳香、生没药共研细末，用陈醋、75%酒精调成泥状。

选穴

阑尾穴　在小腿前侧上部，犊鼻穴下5寸，胫骨前缘一横指。

阿是穴　以压痛点或其他反应点作为穴位。

用法　将药泥贴在穴位上。对腹部脂肪厚者可在背部相应阿是穴加贴厚约3厘米的药泥，用油纸覆盖，纱布固定，每天1次，药干后随时用陈醋、75%酒精液调湿，直到腹痛消失为止，一般3～5次即可。

处方二：大蒜外敷法

主治　急性阑尾炎。

用药 ①生大蒜 120 克，芒硝 30 克。②大黄末 120 克，醋 60 毫升。

制法 将①组生大蒜、芒硝共捣成糊状，用双层油纱布包裹好，压成饼状。②组大黄末加醋调成糊膏。

选穴

阿是穴 以压痛点或其他反应点作为穴位。

足三里 在小腿前外侧，犊鼻穴下 3 寸，距胫骨前缘一横指。

阑尾穴 在小腿前侧上部，犊鼻穴下 5 寸，胫骨前缘一横指。

曲池 屈肘时有肘横纹，在肘横纹外侧端。

用法 敷药前用醋洗干净右下腹。将压成饼状的①组药物敷贴在右下腹阿是穴以及该部位的周围，大约 2 小时可以去掉，用温水洗干净。然后，涂以②组大黄糊膏（直接涂于皮肤上），8 小时后去掉。去药后 12～48 小时如果症状不减轻可再用 1 次。

处方三：巴豆朱砂膏

主治 急性阑尾炎伴有高热者。

用药 巴豆仁、朱砂各等份，凡士林、杏仁壳各适量。

制法 先把朱砂研为极细末，和巴豆仁共同捣烂，加凡士林调成膏状。

选穴

阑尾穴 在小腿前侧上部，犊鼻穴下 5 寸，胫骨前缘一横指。

曲池 屈肘时有肘横纹，在肘横纹外侧端。

合谷 在手背上，第一、第二掌骨间，第二掌骨桡侧的中点。

天枢 在腹中部，脐中旁开 2 寸。

足三里 在小腿前外侧，犊鼻穴下 3 寸，距胫骨前缘一横指。

用法 将调好的药物敷贴在患侧阑尾穴上，上盖杏仁壳，用胶布固定，4～6 小时去掉。发热加贴曲池、合谷穴。腹痛，可以加贴右天枢、足三里穴。

86 腰肌劳损

处方：当归膏

主治 腰肌劳损。

用药 当归、蜂蜜各适量。

制法 将当归研成细末，取蜂蜜调成膏状。

选穴

肾俞 在腰部，第二腰椎棘突下，后正中线旁开1.5寸。

白环俞 在骶部，第四骶椎棘突下，后正中线旁开1.5寸。

用法 将调好的药物敷贴在穴位上，用纱布覆盖，胶布固定。2天1次，3次为1个疗程。

 痹症（关节炎）

处方一：搜风活血糊

主治 风邪偏盛引起的痹症。

用药 紫金血藤、苏木、乳香、没药、当归、赤芍、川芎、红花、陈皮、积雪草、三七、土鳖虫各等份，清酒适量。

制法 将前12味药一同研成细末，用清酒调成糊状。

选穴

阿是穴 以压痛点或其他反应点作为穴位。

用法 将调好的药物敷贴在穴位上，用纱布覆盖，胶布固定。每天1次，4次为1个疗程。

处方二：活血除湿膏

主治 血瘀偏盛引起的痹症。

用药 香附、乳香、没药、白芍、制川乌各5克，桃仁、杏仁、骨碎补10克，韭菜子5克，蜂蜜适量。

制法 将前9味药一同研成细末，用蜂蜜调拌均匀为膏。

选穴

阿是穴 以压痛点或其他反应点作为穴位。

用法 将调好的药物敷贴在穴位上，用纱布覆盖，胶布固定。每天1次，连续敷贴10～30次。

处方三：清热活血糊

主治 热盛血瘀引起的类风湿性关节炎。

用药 斑蝥 50 克，血竭、重楼、肉桂各 10 克，细辛、雄黄、冰片、皂角刺、生川乌各 5 克，蜂蜜适量。

制法 将前 9 味药研成细末，取蜂蜜调成糊状。

选穴

阿是穴 以压痛点或其他反应点作为穴位。

用法 在痛点穴位上敷贴调好的药糊，上面再撒上一些药末，用纱布覆盖，胶布固定，形成药疱，一个星期以后可以自己吸收。

 腰椎间盘突出症

处方一：行气活血糊

主治 气滞血瘀引起的腰椎间盘突出症。

用药 川乌、草乌各 10 克，马钱子 12 克，三七 20 克，醋适量。

制法 将前 4 味药一同研成细末，用醋调拌成糊状。

选穴

肾俞 在腰部，第二腰椎棘突下，后正中线旁开 1.5 寸。

大肠俞 在腰部，第四腰椎棘突下，后正中线旁开 1.5 寸。

用法 将调好的药物敷贴在穴位上，用纱布覆盖，胶布固定，2 天 1 次，连续敷贴 10 ～ 30 次。

处方二：活血壮骨膏

主治 热盛筋骨失养引起的腰椎间盘突出症。

用药 乳香 12 克，自然铜 6 克，大黄 10 克，黄连 20 克，凡士林适量。

制法 将前 4 味药一同研成细末，用凡士林调拌成膏状即成。

选穴

肾俞 在腰部，第二腰椎棘突下，后正中线旁开 1.5 寸。

大肠俞 在腰部，第四腰椎棘突下，后正中线旁开 1.5 寸。

用法 将调好的药物敷贴在穴位上，用纱布覆盖，胶布固定，2 天 1 次，连续敷 10 ~ 30 次。

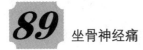 **坐骨神经痛**

处方一：活血通络膏

主治　坐骨神经痛。

用药　丹参、牛膝、当归各等份，醋适量。

制法　将前 3 味药研成细末，用醋调成膏状。

选穴

夹脊穴　在腰背部，第一胸椎至第五腰椎棘突下，旁开 0.5 寸。

环跳　在股外侧部，侧卧屈股，股骨大转子最凸点与骶管裂孔连线的外 1/3 与内 2/3 交点。

用法　将调好的药物敷贴在穴位上，用纱布覆盖，胶布固定，每天 1 次，7 天为 1 个疗程。

处方二：养血止痛膏

主治　血虚型坐骨神经痛，痛感为时痛时止。

用药　当归、蜂蜜各适量。

制法　将当归研成细末，用蜂蜜调成膏状。

选穴

大肠俞　在腰部，第四腰椎棘突下，后正中线旁开 1.5 寸。

用法　将调好的药物敷贴在穴位上，用纱布覆盖，胶布固定，每天 1 次，4 天为 1 个疗程。

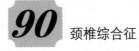 **颈椎综合征**

处方：丹参通络膏

主治　血瘀经络型颈椎病。

用药　丹参、蜂蜜各适量。

制法　把丹参研成细粉末，加蜂蜜调成膏状。

选穴

风池 在颈部，枕骨之下，与风府穴相平，胸锁乳突肌与斜方肌上端之间的凹陷中。

天柱 在颈部，大筋之外缘后发际中，后发际旁开1.3寸。

天井 在胳膊外侧，屈肘时，肘尖直上1寸凹陷中。

后溪 在手掌尺侧，微握拳，小指本节即第五掌指关节后的远侧掌横纹头赤白肉际。

合谷 在手背上，第一、第二掌骨间，第二掌骨桡侧中点。

外关 在前臂背侧，阳池与肘尖的连线上，腕背横纹上2寸，尺骨与桡骨之间。

颈夹脊 在颈部，第一颈椎至第五颈椎棘突下两侧，后正中线旁开0.5寸。

用法 将调好的药物敷贴在穴位上，每次选4～5个穴位，隔2天1次，10次为1个疗程。必要时可进行下一个疗程，并配合适当颈部活动。

 针眼（睑腺炎）

处方：天南星生地膏

主治 热毒引起的针眼。

用药 天南星、生地黄各50克，蜂蜜适量。

制法 将前2味药一起研成细末，用蜂蜜调拌成膏状即成。

选穴

太阳 眼外侧凹陷中。

用法 将调好的药物敷贴在同一侧太阳穴上，每次16～26小时，每天1次。

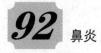 **鼻炎**

处方：三伏膏

主治 过敏性鼻炎。

用药　白芥子5份，细辛、甘遂各2份，延胡索1份，鲜生姜汁适量或蜂蜜适量，麝香适量。

制法　把前4味药烘干，一起研成细末，过筛，用鲜生姜汁或蜂蜜调成药饼。

选穴

肺俞　在背部，第三胸椎棘突下，后正中线旁开1.5寸。

膏肓俞　在背部，第四胸椎棘突下，后正中线旁开3寸。

大椎　在后正中线上，第七颈椎棘突下凹陷中。

风门　在背部，第二胸椎棘突下，后正中线旁开1.5寸。

脾俞　在背部，第十一胸椎棘突下，后正中线旁开1.5寸。

大杼　在背部，第一胸椎棘突下，后正中线旁开1.5寸。

肾俞　在腰部，第二腰椎棘突下，后正中线旁开1.5寸。

用法　药饼中心放一点麝香，在初伏的时候取肺俞、膏肓俞（均双侧）穴，用纱布盖好，胶布固定，6～8小时后，取下药饼。中伏时取药饼敷贴大椎、风门（双侧）、脾俞（双侧）穴，用纱布覆盖，胶布固定，4～6小时后取下药饼。末伏时候取药饼敷贴大杼、肺俞（双侧）、肾俞（双侧）穴，用纱布覆盖，胶布固定，3～4小时后取下药饼。

由于药物有刺激性，如局部起水疱，则按常规处理即可。

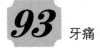 **93 牙痛**

处方：大蒜冰片糊

主治　肝火上炎引起的牙痛。

用药　大蒜1枚，冰片少量。

制法　去掉大蒜的外衣，加入冰片，捣烂为糊。

选穴

阳溪　在腕背面横纹外侧，拇指向上跷起时，拇指根下面的凹陷中。

用法　将调好的药物敷贴于阳溪穴，用纱布覆盖，胶布固定，每次敷贴6～8小时，每天1次。

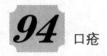 口疮

处方：吴茱萸地龙糊

主治 肝火盛引起的口疮，伴有口渴喜饮，大便干燥者。

用药 吴茱萸、地龙各10克，醋适量。

制法 将前2味药一起研成细末，加醋调成糊状即成。

选穴

涌泉 在足底部，足前部凹陷中，约足底第二、第三趾蹼缘与足跟连线的前1/3与后2/3交点凹陷中。

用法 将调好的药物敷贴在涌泉穴上，外面用油纸覆盖，最后用纱布包扎，每天1次。

 咽喉肿痛

处方一：白芥冰片糊

主治 胃火盛引起的咽喉肿痛，伴有口渴、口臭者。

用药 白芥子、冰片各2份，肉桂、木香、吴茱萸、白胡椒、延胡索各1份，60%二甲基亚砜适量。

制法 将前7味药一起研成细末，用60%二甲基亚砜调成糊状。

选穴

合谷 在手背上，第一、第二掌骨间，第二掌骨桡侧中点。

鱼际 手心向前，在手掌外侧拇指根下面到手腕横纹的中点。

天突 胸骨上窝正中。

用法 将调好的药物分3份摊在硫酸纸上，然后敷贴在所选的穴位上，用胶布固定，2天1次。

处方二：附子吴茱萸膏

主治 阴虚火热引起的咽喉肿痛。

用药 附子10克，吴茱萸20克，细辛4克，大黄30克，醋适量。

制法 将前4味药一起研成细末，用醋调制成膏状。

选穴

涌泉 在足底部，足前部凹陷中，约足底第二、第三趾蹼缘与足跟连线的前 1/3 与后 2/3 交点凹陷中。

用法 将调好的药物敷贴在涌泉穴上，用纱布覆盖，胶布固定，1 天后可以取下。

附　穴位图

手太阴肺经图

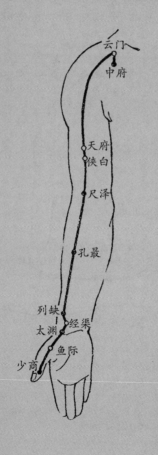

手阳明大肠经图

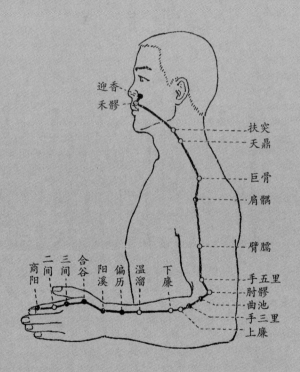

足阳明胃经图

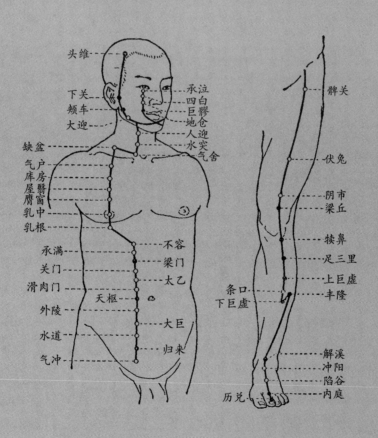

足太阴脾经图

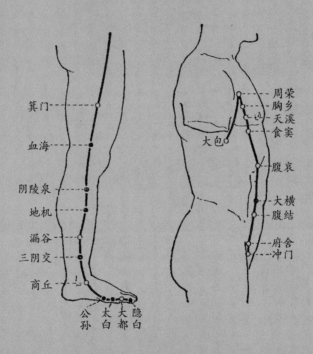

手少阴心经图

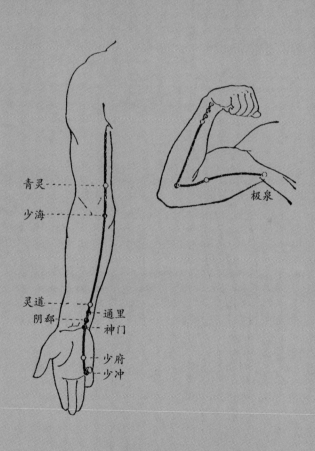

青灵

少海

灵道

阴郄

通里

神门

少府

少冲

极泉

手太阳小肠经图

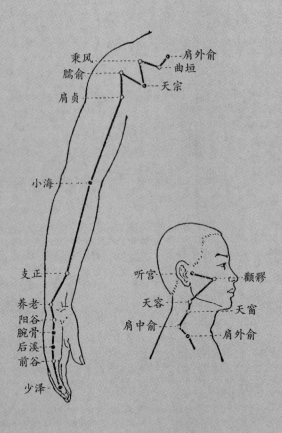

足太阳膀胱经图

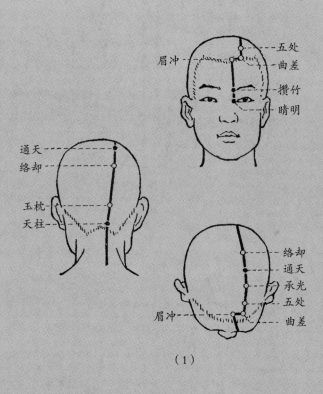

（1）

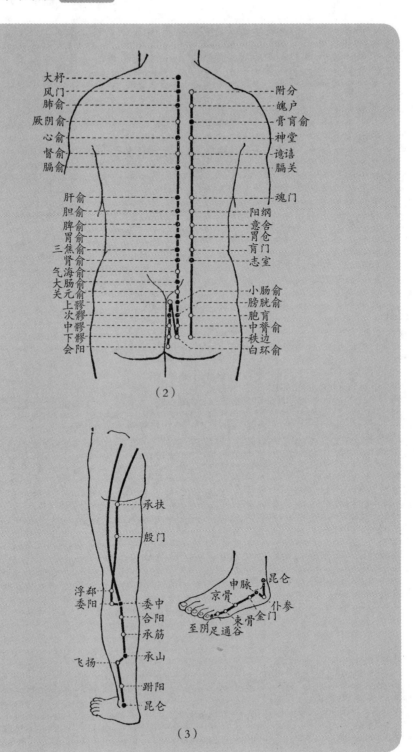

（2）

（3）

足少阴肾经图

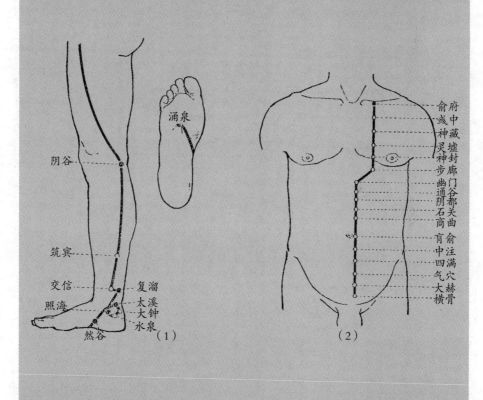

涌泉

阴谷

筑宾

交信　复溜
照海　太溪钟
　　　大水泉
然谷　　　（1）

府中藏墟封廊
俞或神灵神
门谷都关曲
幽通阴石商
俞注满穴赫骨
肓中四气大横

（2）

手厥阴心包经图

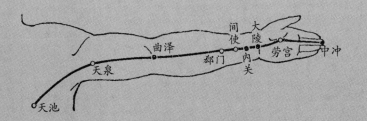

手少阳三焦经图

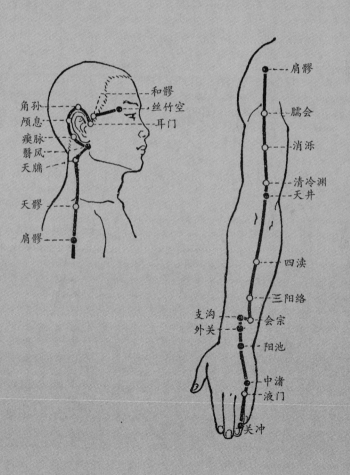

和髎　丝竹空　耳门
角孙　颅息　瘈脉　翳风　天牖　天髎　肩髎

肩髎　臑会　消泺　清冷渊　天井　四渎　三阳络　会宗　阳池　中渚　液门　关冲　支沟　外关

足少阳胆经图

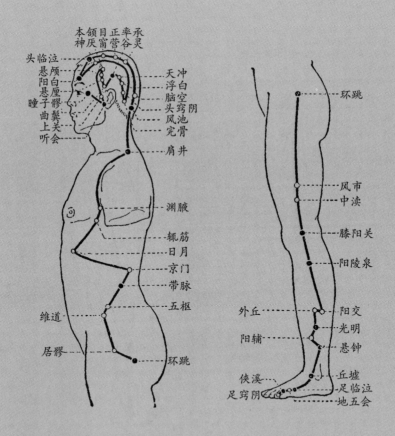

足厥阴肝经图

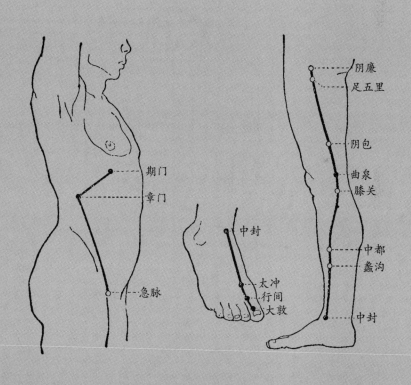

任脉图

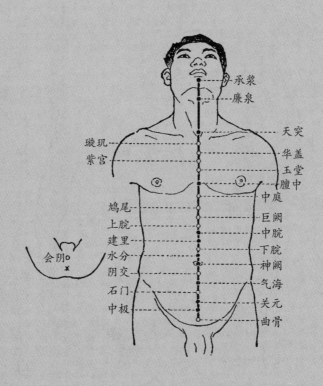

督脉图

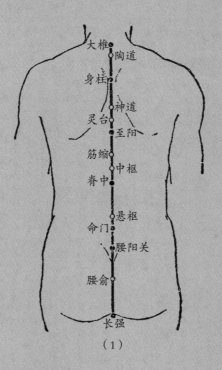

（1）

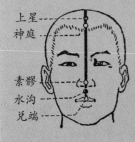

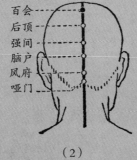

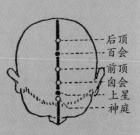

（2）

取穴折量分寸图

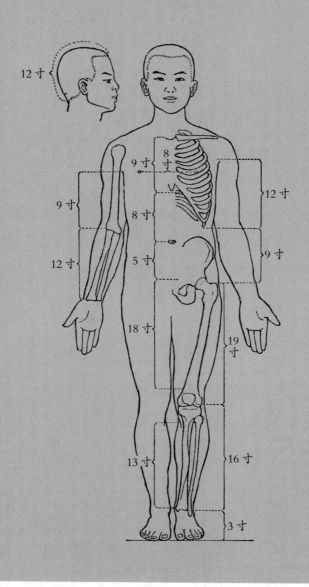

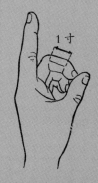
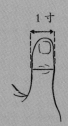

中指同身寸　拇指同身寸

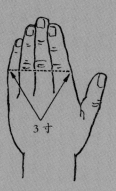

一夫法